L'ÉTAT DE VOTRE ESPRIT ET DE VOTRE CORPS

RELATION ENTRE LE CERVEAU ET LE CORPS

HERB LAWRENCE

CONTENU

Chapitre 1

Chapitre 2

ATTITUDES MENTALES AGRESSIVES

chapitre 3

CONSIDÉREZ VOTRE BIEN-ÊTRE MENTAL ET PHYSIQUE

Chapitre 4

EN TERMES DE VOTRE SANTÉ MENTALE ET PHYSIQUE

Chapitre 5

STRESS EXCESSIF ET ANXIÉTÉ À L'ÉGARD DE L'AVENIR

Chapitre 6

LES TROUBLES AFFECTIFS OU L'ANXIÉTÉ SE COMPTER EXCESSIVEMENT SUR SES SOUVENIRS

Chapitre 7

L'ADAPTATION RAPIDE AUX CONDITIONS SOUS PRESSION EST UNE CARACTERISTIQUE DU STRESS

Chapitre 8

BLESSURES À L'ESPRIT

Chapitre 9

SENTIMENTS DE CULPABILITÉ ET LEUR MALADIE

Chapitre 10

CHANGEMENT DE CŒUR ET D'ESPOIR

Chapitre 1

RELATION ENTRE LE CERVEAU ET LE CORPS

On ne peut nier le lien entre le cerveau et le reste du corps. Le lien corps-esprit est un concept qui existe depuis l'Antiquité, lorsqu'il a été discuté pour la première fois par les philosophes. Vous n'avez pas besoin d'être philosophe pour vous demander s'il existe un lien entre votre esprit et votre corps.

Aujourd'hui, lorsque nous discutons de la connexion corps-esprit, nous parlons des façons dont la santé physique peut affecter positivement ou négativement le bien-être mental et émotionnel. On pense que si nous gardons une attitude heureuse et que nous nous concentrons sur l'aide aux autres, nos esprits et nos corps fonctionneront ensemble comme sur des roulettes, alors que l'inverse est vrai : que nous ne serons pas à notre apogée mentale ou émotionnelle si notre santé physique est mauvaise. Il est de bon sens que lorsque vous vous sentez déprimé, il est difficile d'être de bonne humeur, et vice versa lorsque vous vous sentez bien. Dans cet article, nous passerons en revue plusieurs pratiques d'auto-soins qui peuvent vous aider à maintenir un esprit et un corps sains.

Le cerveau et le corps sont reliés par des réseaux de neurones composés de neurotransmetteurs, d'hormones et de produits chimiques. De la respiration et de la digestion à la perception de la douleur et du contrôle moteur à la pensée et à l'émotion, notre vie quotidienne est orchestrée par des signaux voyageant le long de ces canaux.

CHRONIQUE DE LA RELATION ENTRE L'ESPRIT ET LE CORPS

L'idée que l'esprit et le corps sont inextricablement liés n'est pas nouvelle. En fait, jusqu'à il y a environ 300 ans, presque tous les systèmes médicaux du monde traitaient les deux. Cependant, à partir du 17ème siècle, les Occidentaux ont commencé à considérer l'esprit et le corps comme séparés. Le corps était considéré comme quelque chose qui ressemblait à une machine, avec des pièces qui pouvaient être remplacées et fonctionner indépendamment les unes des autres, et sans lien avec la conscience.

Cette perspective occidentale était cruciale pour faire progresser les domaines allopathiques, notamment la chirurgie, le traitement des traumatismes et les médicaments. Cependant, cela a considérablement réduit l'exploration scientifique de la vie émotionnelle et spirituelle humaine et sous-évalué la capacité intrinsèque des gens à guérir.

Ce point de vue a commencé à changer progressivement au XXe siècle. Après avoir d'abord écarté l'idée d'un lien entre le cerveau et le reste du corps, les scientifiques ont récemment commencé à prouver l'existence de liens complexes entre les deux. " Des recherches approfondies ont prouvé les avantages physiologiques et mentaux de la méditation, de l'entraînement à la pleine conscience, du yoga et d'autres activités corps-esprit", écrit James Lake, MD, psychiatre intégratif à l'Université de Stanford.

LA CONNEXION CORPS-ESPRIT COMMENT FONCTIONNE-T-ELLE

Vos pensées et vos croyances sont façonnées par vos émotions et vice versa. Les idées et les émotions d'une personne peuvent se parler à travers le lien corps-esprit.

Le mot "sentiment" suggère un sens physique, même si vos émotions sont quelque chose dont vous n'êtes peut-être conscient que dans votre esprit. Vivre des émotions est un événement physique. Il y a des sensations physiques associées à chaque émotion que vous ressentez.

Lorsque vous vous sentez confiant plutôt qu'anxieux, qu'est-ce qui vous passe par la tête ? Lorsque vous avez des appréhensions, vous pourriez commencer à sentir que la fin du monde est proche. Vous pouvez avoir des pensées négatives sur vous-même, comme que vous êtes fragile ou en danger. Lorsque vous vous sentez bien dans votre peau, il est naturel de supposer que ces qualités positives s'étendent à votre force mentale.

Changer votre position physique peut avoir un effet profond sur votre humeur. Essayez de garder la tête haute et les épaules en arrière chaque fois que vous

vous sentez nerveux ou irrité. Votre état d'esprit modifié peut vous surprendre complètement.

En tant que tel, le lien corps-esprit fait partie intégrante du traitement des problèmes de santé mentale et de toxicomanie. Le lien corps-esprit a des effets bénéfiques sur de nombreux aspects de la santé, y compris, mais sans s'y limiter, le sommeil, l'alimentation, l'exercice et la mobilité générale.

Lorsque vous êtes anxieux, par exemple, ce sentiment peut commencer dans votre estomac. Une accélération du rythme cardiaque est possible. L'instinct de se protéger peut vous amener à adopter une posture plus fermée.

Si vous vous sentez bien dans votre peau, vous pourriez même vous redresser et vous montrer fier. Vous êtes capable de réguler votre respiration et votre rythme cardiaque. Peut-être vous sentirez-vous en confiance et en paix. Au fur et à mesure que vos émotions changent, votre façon de penser change également.

Parce que le corps exerce un impact sur l'esprit et vice versa, comprendre le lien corps-esprit est crucial pour maintenir la santé mentale et surmonter la dépendance.

Le lien corps-esprit est important et il est recommandé que les programmes de traitement de la santé mentale et de la toxicomanie intègrent des exercices corps-esprit. Vous pouvez améliorer votre santé physique et mentale en même temps.

Il est possible d'inclure des idées corps-esprit dans le traitement de la santé mentale et de la toxicomanie. Vous aurez plus de ressources pour guérir à votre disposition grâce à ces thérapies corps-esprit vitales.

LA RELATION CORPS-ESPRIT QU'EST-CE QUE C'EST ET POURQUOI DOIS-JE M'EN FAIRE

Le terme « connexion corps-esprit » fait référence à la relation entre le bien-être mental et physique d'une personne.

Bien que l'on sache depuis un certain temps que nos sentiments ont des conséquences physiques, ce n'est que récemment que nous avons commencé à comprendre le rôle que nos sentiments jouent dans notre santé globale et notre durée de vie.

La médecine holistique, une philosophie de la santé qui vise à traiter la personne dans son ensemble plutôt que les seuls symptômes, met fortement l'accent sur la relation corps-esprit. Alors que le besoin de guérison à tous les niveaux (mental, physique et spirituel) devient plus évident, les professionnels de la santé mettent de plus en plus l'accent sur les approches holistiques du traitement.

FACILITER UNE MEILLEURE CONNEXION CORPS CERVEAU

Il est logique que cela soit communément appelé le «lien corps-esprit», car il est essentiel au bon fonctionnement du corps et de l'esprit. Nous avons compilé une liste de 21 actions efficaces qui pourraient vous aider à rétablir et à fortifier cet équilibre incroyablement avantageux.

LES BIENFAITS DE LA MÉDITATION NE PEUVENT ÊTRE SURESTIMÉS

L'esprit et le corps peuvent être rapprochés grâce à la pratique de la méditation. À la fin de la séance, votre corps se sentira reposé et votre esprit sera calme et alerte. Grâce à une pratique régulière de la méditation, on peut surmonter le stress émotionnel et profiter d'un état de calme profond. Il est prouvé que la pratique de la pleine conscience pendant aussi peu que 10 à

15 minutes par jour pourrait atténuer les symptômes de stress, d'anxiété et de douleur chronique.

APPRENEZ À PRENDRE DES RESPIRATION PROFONDES

Rétablir l'équilibre mental et physique en se concentrant sur la respiration est une technique simple mais efficace. En prenant quelques respirations lentes et profondes, vous pouvez potentiellement augmenter votre concentration sur l'ici et maintenant, réduire votre fréquence cardiaque et votre tension artérielle, et atténuer les effets de la réaction de stress "combat ou fuite". Fermez simplement les yeux, inspirez assez profondément pour remplir votre diaphragme, puis expirez lentement encore quelques fois. Vous serez plus calme et plus à l'écoute de votre environnement, mais aussi plus préparé à répondre à toute menace potentielle.

PRÉSERVER UNE ALIMENTATION ÉQUILIBRÉE

Si vous voulez maintenir une bonne santé mentale et physique , vous devez prendre soin de votre corps de l'intérieur, et cela inclut de bien manger. Il est important de manger des aliments nutritifs et de le manger de manière consciente. Les diététistes conseillent de manger des aliments frais, fraîchement préparés et de couleurs variées, et d'éviter les aliments en conserve, congelés, passés au micro-ondes ou trop transformés, ainsi que d'inclure les six saveurs de base (sucré, salé, acide, piquant, amer, et astringent) à chaque repas.

ÉVITER LA DÉSHYDRATATION EN MAINTENANT UN APPORT LIQUIDE ADÉQUAT

Selon notre poids, l'eau peut représenter jusqu'à 60 % de notre corps. Chacune des cellules, tissus et organes de votre corps ne peut pas faire son travail sans être suffisamment hydratée. Maux de tête, fatigue et autres symptômes de déshydratation ont été observés dans des études scientifiques. Par conséquent, il est essentiel de boire de l'eau régulièrement, peu importe à quel point nous sommes occupés, et cela reste vrai même lorsque nous sommes en déplacement.

OBTENEZ BEAUCOUP DE REPOS

Pour maintenir la santé et la vigueur, une bonne nuit de sommeil est cruciale. Un sommeil insuffisant a été lié à des sautes d'humeur et d'énergie, à un système immunitaire affaibli et à une foule d'autres effets négatifs sur la santé. Un adulte a besoin de huit heures de sommeil par nuit, et s'endormir rapidement sans l'aide de drogues ou d'alcool est essentiel si vous voulez tirer le meilleur parti de ces heures. Vous savez que vous avez un sommeil de qualité lorsque vous vous réveillez en vous sentant rafraîchi, revitalisé et plein de vie.

LE TEMPS PASSÉ DANS LA NATURE EST DU TEMPS BIEN UTILISÉ

Il a été démontré qu'au moins 120 minutes par semaine passées à l'extérieur ont des effets positifs sur la santé mentale et physique . La thérapie par la nature est un excellent moyen de nettoyer votre tête et de détendre vos sens. En termes simples, être à l'extérieur vous fait vous sentir plus en harmonie avec le monde réel. Prendre de l'air extérieur est bon pour votre santé et votre longévité, peu importe le temps qu'il fait.

OBTENEZ UNE SORTE D'ENTRAÎNEMENT RÉGULIER

Faire de l'exercice régulièrement a d'énormes effets positifs sur votre corps et votre esprit. L'activité physique maintient non seulement un corps sain, fort et jeune, mais améliore également les capacités cognitives du cerveau et favorise un état d'émotion positive. L'activité cardiovasculaire, la musculation et les étirements sont les trois pierres angulaires d'une routine de conditionnement physique bien équilibrée. Si vous souhaitez augmenter votre énergie physique et mentale, essayez de faire de l'exercice pendant au moins 20 à 30 minutes chaque jour.

FAIRE DU YOGA

Les asanas (postures physiques) et le pranayama (techniques de respiration) sont à la base du yoga, une pratique corps-esprit séculaire et suprême. Ses caractéristiques paisibles, relaxantes et tranquilles aident votre esprit à renouer avec les sensations physiques de votre corps lorsque vous allongez et renforcez vos muscles, améliorez votre équilibre et élargissez votre amplitude de mouvement.

RAFRAÎCHISSEZ-VOUS AVEC UNE ACTIVITÉ PHYSIQUE PENDANT LES PAUSES

Prendre des pauses qui impliquent une activité physique est une autre excellente méthode pour sortir de votre tête et revenir dans votre corps. Essayez de vous lever et de bouger toutes les heures pour éviter que votre corps ne se sente paresseux. Vous retirer d'une situation stressante peut aider votre cerveau à trouver une réponse plus pratique.

ABANDONNER LES MAUVAIS SENTIMENTS

Les sentiments non résolus de douleur, de déception ou de rage peuvent être extrêmement nocifs pour l'esprit et le corps, et ils peuvent vous empêcher d'atteindre votre plein potentiel sans même que vous le reconnaissiez. Demandez-vous ce que vous avez fait dans le passé qui ne vous sert plus émotionnellement ou mentalement. Pensez à quel point votre vie sera meilleure lorsque vous aurez traité avec eux, puis dites-vous que vous le faites vraiment cette fois.

PROFITER DU PRÉSENT

Aiguisez votre capacité à vous sentir bien en adoptant des états d'esprit positifs tels que le contentement, le plaisir, l'amour et la gratitude. Si vous voulez avoir plus de temps pour la spontanéité et le plaisir ici et maintenant, c'est une bonne idée d'évaluer régulièrement vos activités professionnelles, domestiques, sociales et en ligne pour voir ce qui peut être coupé ou raccourci.

RIRE DE TON CŒUR

La recherche a montré que le rire peut avoir des effets positifs sur la santé en diminuant la production d'hormones de stress par le corps et en augmentant la résistance du système immunitaire. Le rire améliore instantanément notre humeur en stimulant notre cœur, nos poumons et nos muscles. Essayez de trouver quelque chose d'humoristique à regarder une fois par jour afin de pouvoir vous lâcher avec un bon rire du ventre.

MONTRER DE LA GRATITUDE

Pratiquer la gratitude, c'est comme faire du yoga pour votre cerveau. En plus de vous rendre plus heureux et moins déprimé, il stimule également votre cerveau à libérer des endorphines, qui ont une pléthore d'effets bénéfiques sur votre corps et votre esprit. Si vous voulez vous sentir plus épanoui dans la vie, moins matérialiste et plus connecté spirituellement, essayez de pratiquer l'art de la gratitude.

CONSERVER UN JOURNAL

L'une des meilleures façons de gérer le stress de la vie quotidienne est de tenir un journal. Écrire les choses vous aide à les sortir de votre tête et réduit l'anxiété afin que vous puissiez aborder la question de manière plus rationnelle. Tenir un carnet de gratitude est une autre activité courante. Prendre le temps de réfléchir aux bénédictions de votre vie et de les consigner sur papier peut avoir un effet profondément positif sur votre santé mentale et émotionnelle .

RÉDUISEZ VOTRE TEMPS D'ÉCRAN

Les technologies telles que les smartphones, les médias sociaux et la télévision peuvent être d'énormes pertes de temps et provoquer très immédiatement un sentiment d'aliénation. Pour être plus présent et vivre une vie plus riche et plus impliquée, il est crucial d'apprendre à éteindre les appareils. Commencez par une désintoxication numérique quotidienne de 20 à 30 minutes et progressez jusqu'à un après-midi ou même un week-end. Il a été démontré que se débarrasser des appareils électroniques au moins une heure avant le coucher améliore la qualité du sommeil.

ENGAGEZ-VOUS DANS DES INTERACTIONS CHALEURANTES

Notre santé émotionnelle et physique est profondément influencée par la qualité des relations que nous entretenons. Le fait d' avoir des amis et de la famille à vos côtés aide à atténuer le sentiment d'isolement, fournit des conseils judicieux en temps de crise et vous encourage à surmonter les moments difficiles. Passer du temps avec eux peut être un détournement bienvenu de vos préoccupations.

ASSUREZ-VOUS QUE VOUS ÊTES ASSIS OU DEBOUT CORRECTEMENT

Il a été scientifiquement démontré que nos postures corporelles affectent nos émotions, et ne se contentent pas de les refléter. Donner un air de confiance peut être aussi simple que de se tenir droit et de garder la tête haute. Il est également important de prêter attention aux expressions faciales de quelqu'un, car le cerveau les interprète comme des signaux émotionnels. Le sourire est une technique qui, lorsqu'elle est pratiquée, peut entraîner une augmentation des émotions positives.

APPRÉCIEZ LES DONS DE VOS SENS

Les exigences de la vie quotidienne peuvent nous amener à négliger nos capacités innées à percevoir le monde qui nous entoure à travers nos sens de la vue, de l'ouïe, du goût et du toucher. Cependant, il ne faut pas beaucoup de travail pour interagir avec eux et vous concentrer sur votre moi physique. Si vous avez envie de ces émotions au milieu de votre journée de travail, gardez une bouteille d'huile essentielle sur votre bureau ou drapez une couverture confortable sur votre chaise peut vous aider. Même lors de vos journées les plus chargées, prenez quelques minutes pour vous asseoir et savourer votre repas. Envisagez de vous faire masser lorsque vous rentrez du travail pour vous détendre, augmenter votre circulation sanguine et vous calmer.

PROFITEZ DE QUELQUES MUSIQUES

La musique est un moyen merveilleux et agréable de se reconnecter avec ses sens corporels. Chanter ou danser sur votre air préféré peut aider à libérer les sentiments négatifs qui vous pèsent. Vous pouvez prendre en charge votre humeur, améliorer votre disposition et gagner en confiance et en motivation en écoutant de la musique qui reflète l'énergie que vous souhaitez ressentir.

DEVENEZ SÉRIEUX À PROPOS D'UNE POURSUITE CRÉATIVE

Vous pouvez entrer dans un état d'esprit contemplatif en vous engageant dans des activités artistiques comme la peinture, la sculpture, jouer d'un instrument ou même cuisiner. Il a été démontré que de telles poursuites atténuent les tensions et l'anxiété, ainsi qu'elles aident à résoudre les conflits internes et externes. Apprendre et essayer de nouvelles choses, c'est comme faire travailler votre cerveau. cela augmente votre enthousiasme pour la vie et votre sentiment de fierté en vous-même.

LA BASE NEUROCHIMIQUE DE LA CONSCIENCE

Bien qu'il y ait beaucoup de choses sur le lien corps-esprit qui restent inconnues, les chercheurs commencent à découvrir comment cette relation fonctionne réellement. Selon le Dr Jennifer Weinberg, MD, MPH, MBE, spécialiste de la santé préventive et du mode de vie , le cerveau est le «matériel» qui nous donne accès à la gamme d'états mentaux que nous appelons «l'esprit».

Les hormones et les neurotransmetteurs ne sont que deux exemples de messagers chimiques et physiques qui facilitent la communication. En fait, les scientifiques ont cartographié les voies neurologiques qui envoient des signaux du cerveau à la médullosurrénale pendant les périodes de stress. Ces résultats mettent en lumière la façon dont les états émotionnels comme le stress et le désespoir peuvent affecter les processus corporels.

CONDITION PHYSIQUE ET STRESS

Il a été démontré que les émotions stressantes réduisent l'immunité en influençant le fonctionnement des cellules sanguines du corps. L'anxiété affaiblit la capacité du système immunitaire à combattre les infections et les tumeurs, selon une étude. Le système immunitaire des gens devient moins réactif aux vaccinations et leurs blessures prennent plus de temps à guérir lorsqu'ils sont stressés. De plus, il a été démontré que la TCC et d'autres formes de thérapie par la parole améliorent la fonction cellulaire et, par extension, la capacité du système immunitaire à combattre la maladie.

L'effet du lien corps-esprit sur un groupe de personnes ayant déjà survécu à un cancer du sein a fait l'objet d'une étude révolutionnaire. Certaines des personnes de l'étude ont pu réduire leur niveau de stress en s'engageant dans la méditation de pleine conscience ou en se rendant dans un groupe de soutien. Comparativement, ceux qui n'ont rien fait ont servi de groupe témoin.

Les complexes protéiques aux extrémités des chromosomes (télomères) se sont avérés beaucoup plus longs dans les groupes de méditation et de soutien par rapport au groupe témoin. La maladie est liée à des télomères raccourcis, tandis que des télomères plus longs offrent une protection contre la maladie.

LA RELATION ENTRE L'ALIMENTATION ET LA SANTÉ MENTALE ET PHYSIQUE

Le lien corps-esprit est profondément influencé par les habitudes alimentaires.

Ce que vous mettez dans votre corps a un effet immédiat et direct sur votre état d'esprit. Les effets destructeurs de l'abus de drogues sont quelque chose que vous pouvez considérer. La toxicomanie peut endommager à la fois l'esprit et le corps. Vous pouvez accélérer le processus de récupération en mangeant bien et en restant sobre.

Lorsque vous essayez de vous remettre d'une dépendance, un régime alimentaire nutritif peut vous aider à guérir physiquement et mentalement tout en évitant les rechutes.

Vous aurez plus d'énergie et une meilleure humeur après avoir mangé quelque chose qui est bon pour votre cerveau et votre corps. Pensez à ce que vous ressentiriez après avoir consommé beaucoup de sucre. Vous pourriez avoir un haut au début, suivi d'un bas par la suite.

Manger de la malbouffe peut vous faire vous sentir mal, mais pas aussi terrible que vous le feriez après avoir mangé un repas décent. Lorsque vous surmontez la santé mentale ou la dépendance, une bonne nutrition peut fournir la vitalité, l'énergie et les minéraux dont votre corps a besoin pour guérir.

Les aliments que nous mangeons ont un effet direct sur la chimie de notre cerveau et notre bien-être général. La nourriture que nous mangeons peut nous aider à éviter ou même à surmonter les problèmes de santé mentale . L'essai SMILES et d'autres études ont montré que la nourriture que nous mangeons peut affecter notre état d'esprit. Certains nutriments, en particulier, ont été associés à des améliorations notables de la santé psychologique.

Le lien corps-esprit se reflète également dans le dialogue bidirectionnel entre le cerveau et le système digestif. L'une des principales hormones de contrôle de l'humeur et des émotions est la sérotonine, et environ 95 % de celle-ci est créée dans le tube digestif. Ce système nerveux entérique (lié à l'intestin), parfois appelé « deuxième cerveau » ou « cerveau du ventre », comprend environ 100 millions de gaines de neurones enfouis dans les parois de l'intestin. Plus important encore, le système digestif est le principal conduit de transfert d'informations vers le cortex cérébral.

Selon les auteurs de l'étude, la diminution des taux d'anxiété et de dépression a été associée à un microbiome plus diversifié et plus sain . De plus, les preuves issues de la recherche sur les animaux et les humains montrent que l'introduction de bactéries bénéfiques dans l'estomac peut influencer considérablement l'humeur et la régulation émotionnelle.

Chapitre 2

ATTITUDES MENTALES AGRESSIVES

Mais avoir une attitude mentale positive implique plus que de ne pas abandonner. Le véritable pouvoir de l'esprit vient d'un mélange de conscience, d'attention et de résilience. Un état d'esprit positif est ce qui vous permet de rester concentré sur vos objectifs plutôt que de vous attarder sur les revers. Ce que vous devez apprendre, c'est que les revers sont temporaires et ne doivent pas faire dérailler votre progression vers la réussite. Cela vous empêche de faire des choix qui conduiraient à vous faire du mal.

Comment donc entraîner son esprit pour qu'il puisse rivaliser avec celui des plus grands sportifs de la planète ? Vous prenez et commencez à utiliser les mêmes routines qu'eux . Pour vous aider à cultiver un état d'esprit gagnant similaire, nous avons compilé dix habitudes de personnes qui réussissent vraiment.

ILS PROFITENT DU POTENTIEL DE LA PENSÉE

Lors de la récente conférence Human Gathering à Los Angeles, j'ai eu le plaisir de rencontrer Randy Jackson, l'ancien animateur d'American Idol et un chef d'entreprise de premier plan dans l'industrie de la musique. Des artistes comme David Bowie et Madonna, a-t-il dit, avaient une mentalité qui a conduit à une foi inébranlable dans leur propre réalisation future. Avant même d'avoir atteint la gloire et la fortune, ils se sont comportés comme si c'était inévitable.

C'est une illustration parfaite de la façon dont les personnes qui réussissent utilisent le potentiel de l'intention pour former des convictions sous-jacentes sur les résultats qu'elles recherchent. Une fois qu'ils sont satisfaits, ils le matérialisent. Vous pouvez apprendre à canaliser cette énergie en méditant sur la collection de mantras suivante, qui s'est avérée efficace pour créer une mentalité gagnante.

ILS PLANIFIENT UN TEMPS DE CONTEMPLATION

Bien que les personnes qui réussissent aient un emploi du temps chargé, elles ne passent pas tout leur temps la tête baissée. De plus, ils reconnaissent la valeur de la réflexion et de la contemplation. Ils évaluent régulièrement leur travail et donnent à leur réflexion le souffle dont ils ont besoin pour proposer de nouveaux concepts ou saisir des possibilités inattendues.

ILS DÉCOUVRENT COMMENT COMBATTRE LEURS PROPRES IDÉES DÉPRIMANTES

Les plus performants sont ceux qui reconnaissent les schémas de pensée destructeurs qui affligent la majorité des gens et qui ont développé des stratégies efficaces pour les surmonter. Au lieu d'essayer de chasser les pensées désagréables de leur tête, ils reconnaissent qu'elles ne sont que cela : des pensées. Ils évitent d'être émotionnellement investis, ce qui leur permet de voir des situations familières sous de nouvelles perspectives. La dernière étape consiste à substituer une pensée plus bénéfique à la pensée négative.

ILS IGNORENT LEURS DÉTRACTEURS

Il y aura toujours des opposants lorsque

vous optez pour l'enthousiasme. Personne qui veut réussir ne laisse la négativité ou les opinions des autres freiner ses aspirations ou son estime de soi.

ILS SONT ASSIS EN CONTEMPLATION SILENCIEUX

En tant que forme de conscience de soi, la méditation vous aide à calmer votre esprit et à vous connecter à vos expériences internes. Bien qu'il existe de nombreuses façons différentes de méditer et de nombreux outils différents disponibles, le résultat final est le même : une meilleure compréhension de qui vous êtes et une réduction du stress et de l'anxiété de base. Les personnes qui réussissent réalisent que le silence est le meilleur moyen de se débarrasser des tensions et des distractions et de permettre aux idées créatives de circuler librement dans la direction souhaitée.

DANS CE CONTEXTE, ILS COLLABORENT AVEC DES FORMATEURS

Ceux qui sont au sommet de leur art travaillent souvent avec des entraîneurs pour les aider à maintenir une concentration de type laser, à les responsabiliser et à perfectionner leurs compétences. Ils reconnaissent que travailler avec un coach est essentiel pour développer leurs compétences et leur potentiel.

ÉLARGIR CONTINUELLEMENT LEURS CONNAISSANCES

Les élèves les plus performants ont tendance à partager une passion pour la lecture et l'éducation. Les gens qui vont loin dans la vie ont tendance à dévorer les livres. Ils comprennent que le fondement d'une mentalité de croissance est une soif de connaissances. Si vous êtes un entrepreneur, consultez cette liste de lecture.

LEURS OBJECTIFS SONT CRISTALLISÉS

Ceux qui réussissent dans la vie sont capables d'exprimer leurs désirs. Ils fixent des objectifs réalisables et détaillés et les consignent sur papier. Mettre les pensées sur papier leur donne plus de poids et de substance. De plus, de nombreuses personnes prospères utilisent des tableaux de vision comme un moyen de se rappeler constamment de leurs objectifs.

ILS RESTENT ACTIFS EN S'ENTRAÎNANT

Bien que nous soyons tous conscients des avantages pour la santé associés à l'activité physique, nous en faisons rarement une priorité absolue. Les personnes extrêmement performantes comprennent le lien entre la forme physique et mentale et l'avancement professionnel. Les défis mentaux et physiques que vous rencontrerez sur votre chemin vers la grandeur seront plus faciles à supporter si vous êtes en bonne forme physique.

TOUS DEUX ONT PASSE DU BON TEMPS ET RIENT

Le rire est un excellent moyen de se débarrasser de la tension et des émotions négatives, car il déclenche la libération d'endorphines, l'hormone du « bien-être » du cerveau. Les émotions positives et l'augmentation de la production sont courantes chez ceux qui rient fréquemment. Mettez un peu d'humour dans votre journée, même si ce n'est que cinq minutes.

Les hauts et les bas du démarrage et de la gestion de votre propre entreprise sont beaucoup plus faciles à gérer si vous avez une base mentale solide. Lorsque vos facultés sont affaiblies par l'épuisement, la peur ou la panique, vous êtes plus susceptible de faire de mauvais choix. Intégrez ces pratiques dans votre vie pour renforcer votre esprit et vous propulser vers l'avant dans votre quête de bonheur et de réussite.

MODIFIER VOTRE CADRE DE PENSÉE

Votre état d'esprit peut avoir un impact énorme sur la façon dont vous gérez un scénario donné et les résultats que vous obtenez. Votre coaching, votre profession, vos affaires et votre bonheur général peuvent tous bénéficier grandement de l'ajustement de votre cadre de pensée. Un état d'esprit négatif est facile à adopter et difficile à abandonner. Une fois que vous n'êtes pas dans l'état d'esprit approprié, vous remarquerez que les choses ne semblent pas aller dans votre sens. C'est parce que vous vous concentrez sur les points négatifs plutôt que sur les points positifs.

Les meilleures opportunités éducatives

peuvent modifier notre perception de qui nous sommes, de nos relations avec les autres et de notre place dans le monde. L'apprentissage, l'acquisition d'expertise, les interactions sociales, la croissance personnelle et les réalisations professionnelles et personnelles ne sont que quelques-unes des sphères de la vie qui peuvent être influencées par l'état d'esprit d'une personne. Par conséquent, que votre objectif soit de réussir dans le domaine du fitness, d'avancer dans votre travail ou d'accomplir autre chose entièrement, la clé est de développer une attitude mentale plus positive. Eh bien, comment y parvenez-vous exactement ? Eh bien, lisez la suite pour quelques conseils formidables sur la façon d'ajuster votre état d'esprit :

GRANDISSEZ DE VOS ERREURS

Les erreurs sont inévitables ; c'est comme ça la vie. Ce qui sépare les réussis des ratés, c'est que les premiers apprennent de leurs bévues tandis que les seconds les laissent traîner. Prenez les expériences négatives que vous avez vécues et transformez-les en opportunités d'apprentissage. Ne voyez pas ce revers comme un échec, mais plutôt comme une opportunité de vous développer et de vous améliorer. Cela n'a pas fonctionné cette fois-ci, mais vous avez appris de vos erreurs et vous aborderez le problème différemment la prochaine fois.

CONCENTREZ-VOUS SUR LES PETITES CHOSES

Il est facile de se fixer des objectifs irréalistes et de juger de ses progrès dans le domaine du fitness quand on débute. Il est facile de perdre de vue vos progrès vers le succès si vous continuez à vous concentrer sur le fait que vous n'avez pas encore accompli tout ce que vous aviez prévu de faire. Efforcez-vous de vous fixer des objectifs fréquents et mineurs et récompensez-vous lorsque vous les atteignez.

EXERCER UNE CERTAINE RESPONSABILITÉ

Pour garder un état d'esprit positif, il est important de pouvoir s'adapter lorsque les choses ne se passent pas comme prévu. Comme le dit le dicton, "la vie ne se déroule pas toujours comme vous l'entendez, mais ce n'est qu'une leçon dont vous pouvez tirer des leçons". En gardant l'esprit ouvert et en étant adaptable aux rebondissements inévitables de la vie ainsi qu'aux revers inévitables, vous pouvez éviter de vous sentir vaincu et plutôt trouver la force de persévérer. Gardez toujours à l'esprit que demain est un nouveau départ, donc si aujourd'hui ne s'est pas déroulé comme prévu, faites de demain votre journée !

GAGNER EN MOTIVATION

La pensée aspirationnelle est le résultat d'être inspiré. Engagez-vous dans un rituel quotidien qui sert à renouveler votre esprit. Cela peut aller d'une réunion avec des personnes partageant les mêmes idées à la visualisation d'une conférence de motivation en ligne. La clé est de le rechercher activement, car l'inspiration est partout.

PRENEZ QUELQUES MOMENTS POUR VOUS-MÊME POUR VOUS DÉTENDRE ET RÉFLÉCHIR

Chaque jour, accordez-vous quelques minutes pour vous détendre et vous ressourcer en passant du temps seul. Certaines personnes aiment être les premières à sortir du lit le matin, tandis que d'autres préfèrent la paix et la tranquillité des heures du soir. Prenez quelques minutes pour vous chaque fois que vous le pouvez, même si vous êtes extrêmement occupé, et allez dans un endroit paisible. Le simple fait de prendre cinq ou dix minutes pour soi plusieurs fois par jour peut faire des merveilles pour votre santé mentale , surtout si vous commencez à vous sentir frustré, dépassé, triste ou furieux.

Lorsque vous passez du temps seul, essayez des exercices de respiration profonde tout en pensant à quelque chose ou à un endroit qui vous calme et vous apaise. Si vous vous retrouvez à penser quelque chose de négatif, sortez-le simplement de votre esprit et remplacez-le par quelque chose de positif. En fin de compte, vous aurez un sentiment de paix et de détente qui vous aidera à relever les défis à venir avec une vision plus optimiste.

HONOREZ CE QUE VOUS AVEZ EN MONTRANT DE LA GRATITUDE

Se concentrer sur les aspects positifs de votre vie peut être difficile si vous faites face à du stress au travail, à l'école ou à la maison. Lorsque les choses ne se passent pas comme prévu ou que vous vous sentez incompris et ignoré, il est tentant de vous apitoyer sur votre sort et de vous concentrer sur ce que vous n'avez pas. Vous pourriez même commencer à vous demander pourquoi vous devez passer par là, mais cela ne changera rien.

Si vous vous attardez sur le négatif, essayez de rediriger votre attention sur les nombreux aspects merveilleux de votre vie. Si vous êtes en bonne santé, que vous avez un réseau d'amis et de famille qui vous soutient, que vous vivez dans une maison confortable et que vous avez une carrière enrichissante, vous avez de quoi être reconnaissant. Vous pourriez même avoir intérêt à garder un petit bloc-notes sur vous en tout temps pour noter vos pensées de gratitude au fur et à mesure qu'elles vous parviennent. Il y a de fortes chances qu'au fil du temps, vous dressiez une longue liste qui vous servira à mettre les choses en perspective et à vous mettre immédiatement de bonne humeur.

Chaque jour, notez trois choses pour lesquelles vous êtes reconnaissant. Vous n'aurez pas à consacrer beaucoup de temps à cette simple activité de remerciement. C'est une approche simple pour entrer dans une routine de gratitude quotidienne, qui est appréciée par beaucoup.

PARTICIPEZ À UN DIALOGUE ENRICHISSANT

Avez-vous déjà remarqué à quel point vous devenez animé lorsque vous discutez de sujets qui vous fascinent vraiment ? Au fur et à mesure que l'enthousiasme s'installe, vous ressentez une bouffée de joie et votre rythme cardiaque augmente quelque peu. C'est une grande émotion qui vous fait croire que vous pouvez atteindre n'importe quel objectif que vous vous fixez.

C'est pourquoi changer son humeur pour le mieux peut être aussi simple que d'entamer une conversation avec quelqu'un que vous connaissez, qu'il s'agisse d'un membre de la famille, d'un collègue ou même d'un gentil étranger. Chaque fois que vous engagez une conversation sur des sujets qui vous apportent de la joie, vous ne pouvez pas vous empêcher de vous sentir mieux. Votre vision de la vie s'améliore et, par conséquent, votre disposition générale aussi.

METTEZ UN VISAGE HEUREUX ET AIDEZ QUELQU'UN D'AUTRE

Une disposition joyeuse peut remonter le moral des autres autour de vous ainsi que le vôtre. Lorsque vous souriez, vous améliorez immédiatement votre humeur et celle de ceux qui vous entourent. Les petites choses qui peuvent généralement gâcher votre journée deviennent moins perceptibles. Donnez aux autres si vous n'arrivez pas à vous rendre heureux. Ce simple acte de gentillesse, comme tenir une porte ouverte à quelqu'un, ne manque jamais de vous faire sourire.

Le sourire est contagieux et peut vous aider à rencontrer de nouvelles personnes fascinantes, car les gens apprécient d'être entourés de personnes positives et accessibles. Il est possible que cela mène à un tout nouveau monde de possibilités incroyables et d'aventures édifiantes. Ainsi, lorsque vous vous sentez sombrer dans le désespoir, arrêtez-vous, respirez profondément, forcez un sourire sur votre visage et faites tout votre possible pour faire quelque chose de gentil pour quelqu'un d'autre. Finalement, vous sentirez les bonnes vibrations émanant de toutes les directions.

ATTENTION A VOTRE CHOIX DE MOTS

L'état d'esprit d'une personne peut être déduit non seulement de sa façon de penser, mais aussi des mots qu'elle choisit d'utiliser. Combien de fois vous dites-vous que vous ne pouvez rien accomplir ou que la journée est vouée à être mauvaise ? L'énergie dispositive est générée par le discours négatif. Plus vous les utilisez, plus vous attirez la malchance. Si vous vous dites que vous allez passer une mauvaise journée, vous avez plus de chances de vraiment vivre une mauvaise journée.

Pour attirer une énergie positive et vous rapprocher de vos objectifs, remplacez le langage négatif par des expressions plus optimistes. Dites-vous qu'aujourd'hui va être formidable et que vous êtes prêt à relever tous les défis auxquels vous pourriez être confronté. Vous pouvez augmenter votre confiance, votre vitalité et votre enthousiasme pour la vie en vous entourant de mots édifiants.

MAINTENIR UNE PERSPECTIVE NEUTRE

Si vous pensez avoir un potentiel limité, vous n'atteindrez jamais votre plein potentiel. Vous limitez votre potentiel en refusant d'envisager de nouvelles options. Il est compréhensible que vous commenciez à remettre en question la valeur de vos efforts face à des résultats potentiels aussi limités. La dépression et l'anxiété sont des résultats inévitables.

La bonne nouvelle est que vous pouvez immédiatement changer de regard en adoptant une attitude plus ouverte. Cela vous encourage à croire en vous et à poursuivre des objectifs ambitieux afin que vous puissiez vous développer intellectuellement et personnellement. Vous aurez la volonté de faire les ajustements qui amélioreront chaque facette de votre vie.

Utilisez une ou plusieurs des stratégies ci-dessus pour renforcer votre état d'esprit face à l'adversité et aux environnements toxiques qui favorisent la pensée négative. Vous pouvez vivre une vie plus heureuse et plus productive en adoptant une vision positive de la vie et en travaillant dur pour réaliser votre plein potentiel dans tout ce que vous faites.

Si vous voulez prendre votre vie en main, vous devez prendre en charge vos pensées. Au lieu de laisser passer la vie passivement, vous pouvez activement décider comment vous voulez vivre et ce que vous voulez accomplir. Chaque fois que vous sentez un nuage de pessimisme s'installer dans votre esprit, arrêtez ce que vous faites et consacrez plutôt quelques minutes à penser positivement. Cela renforcera votre confiance et vous encouragera à continuer d'avancer.

chapitre 3

CONSIDÉREZ VOTRE BIEN-ÊTRE MENTAL ET PHYSIQUE

Être en bonne santé physique, c'est posséder un physique robuste, capable et sans maladie. Avoir un esprit robuste, capable et sans maladie est ce que nous voulons dire lorsque nous parlons de santé mentale .

L'OPTIMISME ET LES ARTS DE LA GUÉRISON

La connexion corps-esprit est bien plus puissante que la personne moyenne ne le réalise ; nos émotions sont directement liées à la façon dont nous voyons le monde qui nous entoure. Alors même que nous essayons d'imaginer ce qui pourrait arriver dans le futur, notre corps réagit déjà à cette pensée.

Pensez à ce que vous feriez si quelqu'un vous coupait la parole et causait presque un accident la prochaine fois que cela se produirait. Même si votre rencontre ne dure qu'une fraction de seconde, votre corps a commencé à se préparer au pire en créant une poussée d'adrénaline. Une de ces réactions corporelles est la montée d'adrénaline. Des changements de la pression artérielle et du rythme cardiaque aux modifications de la chimie du cerveau, l'esprit humain peut provoquer ces réactions physiologiques et d'autres simplement en y réfléchissant. De manière aiguë, ces changements pourraient ne pas être dangereux pour votre santé , mais ils pourraient avoir des conséquences désastreuses plus tard.

De temps en temps, nous repensons à une décision et nous nous demandons comment nous en sommes arrivés à la prendre. Cela pourrait être aussi simple que de faire le choix de manger un cheeseburger alors que vous aviez prévu de manger plus sainement. Les conséquences de ses actions s'amplifient lorsque les enjeux sont plus importants, comme lorsque l'on flirte avec un collègue marié. Pour en savoir plus sur le cerveau humain et son fonctionnement...

Beaucoup de nos actions et choix passés soulèvent des doutes lorsqu'on les regarde rétrospectivement. La plus petite des décisions, comme opter pour un cheeseburger alors que vous vous êtes promis de manger plus sainement, peut avoir le plus grand impact. Par exemple, flirter avec un collègue marié peut avoir de graves conséquences.

Afin de bien comprendre comment nos pensées affectent notre vie quotidienne, il faut d'abord reconnaître le réseau complexe de connexions qui compose notre société. Une ventilation plus détaillée de ces variables comprend ce qui suit.

LES PENSÉES

Nous avons des pensées parce que le cerveau reçoit et traite les informations. L'esprit agit comme point de contrôle pour le mécanisme de traitement de l'ordinateur. Nous nous concentrons sur les informations qu'il juge les plus cruciales. Il y a un risque que ces notions se durcissent en convictions fermes, qui façonneront à leur tour nos sentiments.

Considérez juste le cheeseburger. Peut-être que vous pensiez : « Je meurs de faim » ou « J'ai eu une journée si difficile, je mérite une friandise.

SENTIMENTS

Les sentiments d'une personne sont le résultat final de ses propres pensées et actions. Ils montrent à quel point nous sommes investis dans une activité donnée.

Les humains en sont la source en raison de la richesse de l'expérience et des nombreuses perspectives que nous apportons à la table.

C'est là que les choses peuvent devenir délicates : même une déclaration aussi simple que "j'ai faim" peut être chargée de connotations émotionnelles qui n'ont pas grand-chose à voir avec la faim réelle. Il est facile d'associer les mots "j'ai faim" à un large éventail d'émotions négatives, du stress au travail à la colère après une dispute en passant par le désespoir après avoir entendu de mauvaises nouvelles.

COMPORTEMENTS

Les conditions mentales et émotionnelles d'un individu se reflètent dans sa conduite. Notre esprit nous convainc que faire une action est dans notre meilleur intérêt chaque fois que nous le faisons en réaction à quelque chose.

Par conséquent, si vous avez faim et que vous vous sentez également triste, stressé, etc., vous pourriez déterminer que manger un cheeseburger est la meilleure solution.

Il existe un lien clair et fort entre ces trois catégories uniques.

Lorsque nous prenons vraiment conscience de la puissance de nos pensées, nous voyons comment elles imprègnent toutes les facettes de notre vie. Ils nous font ressentir et agir d'une certaine manière. Tout, de notre humeur à nos actions, est influencé par nos images mentales de la situation.

Si vous vous retrouvez souvent à regretter la façon dont vous avez répondu, tenir un journal peut vous aider. À quoi ressemble votre monologue intérieur ? Que pensez-vous de vous-même, des autres personnes impliquées et de la situation dans son ensemble .

COMMENT CHANGER D'ÉTAT D'ESPRIT ET DEVENIR PLUS POSITIF

Penses-tu constamment négativement ? Vous ne vous aidez pas si votre monologue intérieur critique souvent les autres et, par extension, vous-même. Le psychologue Scott Bea, PsyD., discute de la prévalence des schémas de pensée pessimistes et offre des conseils pour passer à une vision du monde plus optimiste.

POUVEZ-VOUS NOMMER L'UN DES PROBLÈMES QUE CAUSE UNE PERSPECTIVE NÉGATIVE

Se sentir déprimé à propos de la vie, de soi-même et de son avenir est le résultat direct du fait de s'attarder sur le négatif. C'est un facteur qui vous fait vous sentir mal dans votre peau. Cela vous fait vous sentir impuissant et inutile.

Des experts en psychologie ont trouvé un lien entre les pensées pessimistes et les problèmes de santé mentale comme la dépression, l'anxiété et le TOC. La grande majorité des gens luttent avec cela, y compris ceux qui sont naturellement optimistes.

Cela est dû à la structure inhérente du cerveau humain. L'amygdale et le reste du système limbique de notre cerveau sont configurés pour détecter le danger et prendre les mesures appropriées pour assurer notre survie. La savane aurait pu être pittoresque par une journée ensoleillée à l'époque préhistorique, mais nous étions conditionnés à reconnaître la menace posée par un prédateur à proximité.

Les mêmes régions du cerveau sont désormais sollicitées même lorsque le danger réel est faible. De nos jours, nous devons faire face à davantage de dangers mentaux, tels que les soucis d'argent, les relations et l'avancement professionnel. Ils ont le potentiel d' augmenter notre fréquence cardiaque. À tel point que le simple fait de penser à aller au bureau le lundi nous fait paniquer le dimanche

La réponse est oui, il est possible de développer une habitude de penser négativement.

Absolument. Grâce à la répétition, nous apprenons à nous inquiéter plus efficacement. La réassurance ritualisée est ce qui maintient l'inquiétude à distance. Pour nous calmer, nous imaginons les pires scénarios puis planifions comment les traverser.

Cependant, la confiance est comme le café en ce sens que ses effets s'estompent rapidement. Si vous utilisez du café pour rester éveillé, sachez que plus vous en buvez, plus vous finirez par vous sentir fatigué. Les gens qui disent des choses comme "Plus je vieillis, plus je m'inquiète" ont probablement pratiqué ces mots.

Même si nous essayons de prédire tous les résultats possibles de l'histoire, cela ne se terminera que d'une manière. Il y a 94 % de chances que nos pires craintes ne se réalisent jamais. Souvent, les choses qui se produisent réellement sont complètement inattendues.

Les médias nous injectent constamment du pessimisme en se concentrant presque exclusivement sur des histoires tragiques. Ils ont observé que nous nous intéressons plus aux actes répréhensibles qu'aux bonnes actions.

EST-IL MÊME POSSIBLE DE MODIFIER SES PROCESSUS MENTAUX

Au lieu de modifier vos processus cognitifs, vous devriez plutôt changer votre perspective et votre réponse à vos pensées. Environ 50 000 pensées, images et idées aléatoires surgissent chaque jour dans nos têtes. Ces pensées, qu'elles soient agréables ou mauvaises, s'imposent à notre conscience. Les déclarations négatives sont plus susceptibles de s'attarder dans nos esprits.

Apprendre à observer vos idées plutôt que d'y participer est quelque chose que je conseillerais. La pleine conscience est une technique qui peut vous aider à arrêter de penser pendant un certain temps.

Par exemple

Prenez cinq à dix secondes pour vous concentrer sur votre respiration ou votre pas.

Prenez note de tout ce qui vous empêche de vous concentrer sur eux.

Ensuite, ramenez votre attention sur votre respiration ou vos pas.

Si vous vous attardez sur quelque chose de terrible, rappelez-vous de ramener votre attention sur l'ici et maintenant. Décrivez ce que vos sens vous révèlent en ce moment.

Pratiquer la pleine conscience nous aide également à établir une boussole morale.

Ce qui fonctionne ici et maintenant peut être systématiquement noté. Chez chaque individu que nous rencontrons, il y a un trait positif que nous pouvons observer. La pertinence peut être mieux vue lorsqu'elle est accompagnée de paroles de louange.

Un carnet d'action de grâce peut nous aider à nous concentrer sur les résultats positifs. Il est préférable de le faire juste avant de se coucher pour un effet maximal.

POUVEZ-VOUS MODIFIER PHYSIQUEMENT VOTRE CERVEAU EN PENSANT POSITIVEMENT

Nous savons maintenant que la chimie du cerveau d'une personne peut être modifiée par un effort délibéré pour modifier ses habitudes. En raison de la profondeur des habitudes ancrées dans le cerveau, les remplacer par de meilleures est un défi.

L'inverse est vrai avec les nouvelles

habitudes, qui ont tendance à s'enraciner et à devenir presque inconscientes après une utilisation répétée. Au début, nous pouvions lutter contre une routine de remise en forme, mais finalement, cela devient une seconde nature. Nous pouvons appliquer ce même principe à notre relation avec nos pensées en tentant d'établir de nouvelles routines.

Pour cette raison, la pleine conscience est de plus en plus utilisée dans le traitement de conditions telles que l' anxiété sociale, le trouble obsessionnel-compulsif et la dépression. La pleine conscience nous apprend à nous contenter de nos circonstances plutôt que de constamment chercher des moyens de les améliorer.

CE QUI CHANGE SI VOUS ADOPTEZ UNE PERSPECTIVE PLUS OPTIMISTE

La façon dont vous pensez à la vie change ce que vous ressentez à son sujet. L'amour de soi et la confiance sont cultivés par la pensée optimiste.

Peut-être avez-vous été doté d'une capacité qui peut améliorer la vie de ceux qui vous entourent. L'effet de la louange sur les autres est profond. En d'autres termes, cela rend les gens heureux. Pour le dire simplement, cela améliore notre santé , notre productivité et l'état du globe.

Augmenter votre niveau d'optimisme peut vous aider à voir les choses sous un nouveau jour, ce qui peut conduire à une méthode plus efficace pour faire votre travail. En tant qu'avocat, par exemple, vous constaterez peut-être qu'adopter une position plus favorable profite à vos clients.

Augmenter notre capacité positive peut même changer nos actions, améliorer notre bien-être et les résultats que nous voyons dans notre vie.

COMMENT PRENDRE EN CHARGE VOTRE ESPRIT ET ARRÊTER DE VOUS PERMETTRE DE VOUS CONTRÔLER

Notre propre esprit est capable de faire un grand bien ou un grand mal, selon la façon dont il est utilisé. Si vous pouvez gérer vos pensées, vous pouvez façonner votre comportement.

Ce que vous pensez, et donc la façon dont vous voyez le monde, est influencé par ce à quoi vous pensez. Et c'est pourquoi ce que vous voyez est ce que vous obtenez :

Quelque part environ 70 000 pensées chaque jour est la norme, m'a-t-on dit. S'ils sont démotivés, violents envers eux-mêmes et épuisent leurs ressources, cela fait beaucoup de monde.

Vous êtes libre de laisser vagabonder votre esprit, mais pourquoi s'en soucier ? Dans quelle mesure avez-vous ressenti le besoin de reprendre le contrôle de votre esprit et de vos idées ? Seriez-vous d'accord pour dire que vous devez commencer à prendre des décisions maintenant ?

Décidez d'être celui qui pense intentionnellement et activement ces mots. Devenez une personne dont l'esprit est son propre maître en apprenant à réguler et à diriger ses propres idées.

Lorsque vous modifiez votre façon de penser, non seulement vous modifiez la façon dont vous vous sentez, mais vous supprimez également les causes de vos émotions négatives. Ces deux résultats vous procureront plus de tranquillité mentale.

Plusieurs notions aléatoires sont récemment entrées dans mon esprit, et elles ne sont ni mon choix ni le résultat de ma reconversion. Maintenant que j'ai appris à contrôler mes pensées, mon esprit est en paix. Et le vôtre aussi !

La première étape vers la reprise du contrôle mental consiste à réaliser que plusieurs "squatters" non invités se sont installés dans votre cerveau.

Pour prendre le contrôle et les expulser, vous devez d'abord comprendre qui ils sont et ce qui les motive.

APPRENDRE À PENSER ET À PARLER POSITIVEMENT

Pensez positivement sans nier la réalité des circonstances désagréables. En termes simples, la pensée positive implique d'adopter une approche plus brillante et plus fructueuse tout en faisant face aux défis. Vous anticipez les meilleurs résultats plutôt que les pires.

Le discours intérieur est souvent le premier pas vers la pensée positive. Le bavardage constant de votre propre esprit est connu sous le nom de monologue intérieur. Les pensées bonnes et négatives peuvent surgir automatiquement. Vous utilisez la pensée rationnelle dans certains de vos dialogues internes. Il est également possible que votre dialogue interne soit influencé par de fausses croyances que vous avez sur vous-même ou sur le monde qui vous entoure en raison d'un manque de connaissances ou de l'application d'hypothèses irréalistes.

Si vous avez tendance à vous attarder sur le négatif, vous êtes plus susceptible d'avoir une attitude sombre face à la vie. Vous êtes un optimiste, ou quelqu'un qui utilise la pensée positive, si vous avez tendance à penser positivement la plupart du temps.

LES EFFETS FAVORABLES DE L'OPTIMISME SUR LA SANTÉ

Les avantages de l'optimisme et d'une vision positive de la santé sont toujours à l'étude. Parmi les avantages possibles pour la santé du maintien d'une perspective optimiste, citons la longévité allongée

Réduction des occurrences de dépression

Angoisse et douleur minimisées

Amélioration de la santé et de l'immunité

Améliorations de la santé mentale et physique

Amélioration de la santé cardiaque et réduction du risque de mourir de causes cardiovasculaires et d'accidents vasculaires cérébraux

La possibilité de mourir d'un cancer est réduite.

moins de décès dus aux maladies respiratoires Diminution de la probabilité de contracter et de mourir d'infections capacité supérieure à faire face à l'adversité et à la pression On ne sait pas pourquoi les penseurs optimistes récoltent ces bienfaits pour la santé. Il a été émis l'hypothèse qu'un état d'esprit plus optimiste atténue les impacts physiologiques négatifs du stress.

Il a également été émis l'hypothèse que les personnes qui sont naturellement optimistes et optimistes ont tendance à mener une vie plus saine dans l'ensemble. Reconnaître les processus mentaux défavorables Inquiet que vous vous parliez négativement mais incertain de la source. Voici des exemples de formes courantes de discours intérieur négatif.

FILTRATION

En conséquence, vous ne voyez que les aspects négatifs d'une situation et ignorez les aspects favorables. Peut-être avez-vous une journée réussie au bureau. Vous avez tout terminé plus tôt que prévu, et votre efficacité et votre souci du détail vous ont valu des éloges. À la maison ce soir-là, tout ce à quoi vous pouvez penser, c'est comment vous allez en faire encore plus, et vous laissez les louanges vous échapper.

Personnalisation. C'est dans la nature humaine de se sentir responsable de son propre malheur lorsqu'il survient. Si, par exemple, vous apprenez qu'une soirée entre amis a été reportée, vous pourriez en conclure que vos amis ont décidé d'abandonner la sortie parce qu'ils ne souhaitent plus passer du temps avec vous.

Catastrophe. Votre esprit passe immédiatement au pire scénario, même si vous n'avez aucune raison de croire que c'est réellement possible. Avoir votre commande de café au volant bâclée vous donne l'impression que le reste de votre journée est voué à l'échec.

BLAMER

Vous tentez de rejeter le blâme sur vous-même et sur une autre partie. Vous essayez d'éviter de prendre la responsabilité de ce que vous ressentez réellement.

Une recommandation que vous "devriez" prendre des mesures. Vous vous en voulezz mentalement pour ne pas avoir accompli les choses que vous savez devoir faire.

Loupe. Vous avez tendance à réagir de manière excessive à des situations relativement insignifiantes.

Perfectionnisme. L'échec est inévitable si vous vous tenez à des normes impossibles à respecter.

POLARISANT

Vous ne voyez jamais les choses qu'en noir et blanc. Dans ce cas, aucun camp ne bouge.

Garder une vision positive Changer votre mode de pensée par défaut de pessimiste à optimiste est quelque chose que vous pouvez vous entraîner à faire. Même si c'est facile à accomplir, il faudra un certain effort de votre part pour prendre cette nouvelle habitude. Voici quelques suggestions pour adopter un état d'esprit et un style de vie plus enjoués et optimistes.

TROUVER CE QUI DOIT ÊTRE MODIFIÉ

Qu'il s'agisse de votre travail, de vos trajets quotidiens, de changements de vie ou d'une relation, identifier les situations spécifiques dans lesquelles vous avez tendance à penser négativement est la première étape vers l'adoption d'une perspective et d'un style de pensée plus positifs. Commencez par choisir une facette de votre vie que vous souhaitez aborder avec plus d'optimisme. Vous pouvez mieux faire face au stress en remplaçant les pensées négatives par des pensées plus optimistes.

Gardez la tête droite. Vous devriez prendre un moment pour évaluer votre état mental à intervalles réguliers pendant la journée.

Si vous découvrez que vous vous attardez sur des choses désagréables, il peut être utile de recadrer ces pensées.

Avoir un bon sens de l'humour. Riez ou souriez de vous-même, même si vous traversez une période difficile. Cherchez le drôle dans les événements courants. Avoir un bon sens de l'humour aide à réduire l'anxiété.

ADOPTER UNE ROUTINE SAINE ÉQUILIBRÉE

Visez des séances d'entraînement de 30 minutes cinq jours par semaine. Vous pouvez le faire par intervalles de 5 ou 10 minutes répartis tout au long de la journée. Il a été démontré que l'exercice améliore l'humeur et atténue le stress. Prenez soin de votre corps et de votre esprit en mangeant sainement. L'importance de dormir suffisamment ne peut être surestimée. Ainsi que de trouver des méthodes efficaces pour gérer le stress.

Mettez-vous dans un environnement plein

de gens optimistes. Il est important de vous entourer de personnes optimistes et encourageantes qui vous encourageront et vous fourniront des critiques constructives. Si vous côtoyez beaucoup de personnes négatives, vous pourriez commencer à vous sentir dépassé et à douter de votre propre capacité à gérer le stress de manière saine.

SOYEZ ENCOURAGEANT POUR VOUS

Tout d'abord, ne vous parlez pas d'une manière que vous ne parleriez pas à un ami proche ou à un être cher. Offrez-vous de la gentillesse et du soutien. Si une pensée négative vous vient à l'esprit, évaluez-la sobrement et contrez-la par des affirmations positives. Considérez les nombreuses bénédictions dont vous jouissez maintenant.

Chapitre 4

EN TERMES DE VOTRE SANTÉ MENTALE ET PHYSIQUE

Nous avons expliqué comment le stress peut nuire à votre santé , mais qu'en est-il de l'inverse ?

Notre bien-être mental et physique sont intrinsèquement liés. Notre résistance aux maladies chroniques et notre propension à prendre de bonnes décisions sont toutes deux diminuées par une mauvaise santé mentale et physique . Lorsque notre santé mentale décline, notre santé physique suit derrière.

Gardez à l'esprit que le stress est une menace connue pour votre santé . Un stress excessif est associé à une vulnérabilité accrue à la dépression clinique. Le bonheur d'une personne s'effondre une fois qu'elle a reçu un diagnostic de dépression. Une fois que cela se produit, la santé physique de l'individu se détériore également.

Bien que la dépression soit classée comme une maladie mentale, elle peut avoir des conséquences physiques.

Certaines personnes souffrant de dépression présentent un large éventail de symptômes, notamment ceux liés à leur sexualité, leur poids, leur digestion, leur capacité à se souvenir des choses, leur capacité à former de nouveaux souvenirs, et bien plus encore.

LE LIEN ENTRE LE BIEN-ÊTRE PSYCHOLOGIQUE ET PHYSIOLOGIQUE

La santé mentale a des effets très importants et de grande portée sur la santé physique, tout comme le bien-être. Lorsque vous êtes en bonne santé mentale, vous êtes plus susceptible de prendre soin de votre corps.

QUELQUES EXEMPLES QUI PREUVENT MON POINT

Maintenir un mode de vie sain, qui comprend bien manger, boire beaucoup d'eau, faire de l'exercice et dormir suffisamment, peut aider à éviter ou à atténuer la gravité des problèmes de santé mentale comme la dépression et l'anxiété.

Les personnes souffrant de problèmes de santé mentale , tels que la tristesse et l'anxiété, peuvent se rétablir à l'aide d'un mode de vie sain.

Vous ne pouvez pas avoir une bonne santé mentale sans prendre également soin de votre corps.

MÉTHODES POUR AMÉLIORER SA SANTÉ

Inclure de nouvelles pratiques dans votre routine est tout ce qu'il faut pour améliorer votre bien-être.

FAITES-VOUS DES AMIS AVEC LES GENS

La qualité de nos liens sociaux a un impact direct sur notre bonheur et notre santé mentale . Pour des raisons évidentes : les gens s'épanouissent dans les communautés. Nous sommes des créatures sociales qui prospèrent lorsque nous sommes entourés d'autres personnes. Du point de vue de l'évolution, c'était crucial pour notre existence continue.

Bien que nous ne vivions plus dans des communautés tribales, nous avons encore besoin d'avoir des relations significatives pour prospérer. L'une des nombreuses façons dont les liens significatifs nous profitent est de nous encourager à mener une vie plus saine.

Même si rencontrer de nouvelles personnes dans le monde post-moderne peut être difficile, il existe encore de nombreuses opportunités de développer des liens significatifs avec les autres. Afin de vous aider, j'ai compilé une liste de quelques alternatives possibles.

Connectez-vous avec quelqu'un de spécial lors

d'un appel vidéo en utilisant FaceTime ou Zoom.

Assurez-vous de passer du temps de qualité avec votre conjoint, vos colocataires, vos enfants ou toute autre personne que vous appelez chez vous.

Apprenez à mieux connaître vos voisins en organisant une réunion dans un espace public, comme une allée ou un perron, et en renforçant vos liens sociaux fragiles.

Faites savoir à un ami que vous pensez à lui en lui envoyant un SMS.

Démarrez un groupe de lecture virtuel ! Les étapes sont les suivantes.

Emmenez votre être cher faire une promenade à l'extérieur, où vous pourrez passer du temps seuls sans vous soucier d'être entendus.

ENGAGEZ-VOUS PHYSIQUEMENT

Saviez-vous que faire de l'exercice peut vous aider à vous sentir mieux, qu'il s'agisse de vous aider à dormir, de stimuler votre humeur ou de soulager le stress et la dépression.

Plusieurs études scientifiques ont montré que la dépression modérée peut être traitée efficacement par l'activité physique au même degré qu'avec les principaux médicaments antidépresseurs, mais sans les effets secondaires négatifs.

Commencer lentement est un bon moyen d'obtenir les avantages de l'exercice pour la santé. Le risque de développer une dépression est réduit de 26 % pour chaque heure par jour passée à courir ou à marcher, selon une étude de la Harvard TH Chan School of Public Health.

OBTENEZ UNE FORMATION DE POINTE

Apprendre de nouvelles choses tout au long de votre vie n'est pas simplement un bon moyen de passer le temps ; c'est aussi une excellente méthode pour garder votre santé sous contrôle.

Il a été démontré que l'apprentissage retarde le déclin cognitif, renforce la confiance et l'estime de soi, favorise le sens du but, facilite les liens sociaux et même retarde l'apparition de la vieillesse.

À la lumière de cela, il est temps de sortir et d'élargir vos connaissances. Apprenez une nouvelle langue avec une application comme Duolingo, inscrivez-vous à un cours dans un collège à proximité ou utilisez edX pour auditer gratuitement un cours dans l'une des meilleures universités du monde. C'est bénéfique pour votre santé et très amusant.

AIDER LES AUTRES, C'EST SE DONNER

C'est merveilleux d'aider les autres, mais cela améliore-t-il réellement votre santé ? En un mot, ouais.

Vous pouvez commencer à faire une différence dans le monde en servant vos proches. Trouvez une banque alimentaire ou un refuge local qui a besoin de dons, ou enquêtez sur des organisations locales qui font la promotion de sujets qui vous tiennent à cœur.

Il existe d'innombrables occasions de faire le

bien dans le monde, il est donc facile de choisir une cause qui résonne vraiment en vous.

NE VOUS INQUIÉTEZ PAS POUR L'AVENIR ; FOCUS SUR L'ICI ET MAINTENANT

La tension de demeurer dans le passé ou l'anticipation de l'avenir est quelque chose dont la plupart d'entre nous peuvent témoigner par expérience personnelle. Il est facile de rester coincé dans la culpabilité, le ressentiment et le regret qui accompagnent le fait de s'attarder sur le passé.

Il est facile de laisser l'inquiétude et l'excitation face à l'avenir nous submerger lorsque nous nous laissons emporter par lui. Il n'est donc pas surprenant que pouvoir se concentrer sur l'ici et maintenant soit une condition nécessaire pour s'épanouir.

la pleine conscience comme "la pratique consistant à prêter une attention particulière à son expérience dans le moment présent, sans la juger ni l'analyser".

La pleine conscience implique de prêter plus d'attention au moment présent plutôt que de s'attarder sur le passé ou le futur. Il a été démontré que la pleine conscience a de nombreux effets positifs sur la santé et le bien-être lorsqu'elle est pratiquée régulièrement.

Avoir moins de stress

niveaux réduits de stress et de mélancolie

disposition et perspective améliorées

Une attention supplémentaire est nécessaire.

L'une des nombreuses applications disponibles peut vous aider à devenir plus attentif dans votre vie quotidienne. Les exercices de respiration, la marche méditative, le yoga et d'autres disciplines similaires peuvent également vous aider à vous ancrer dans le moment présent.

COMMENCEZ À L'UTILISER

Pour être pleinement efficaces, heureux et épanouis en tant qu'individus, amants, employés et parents, la santé et le bien-être ne sont pas simplement "bons à avoir".

Cependant, dans l'environnement rapide et frénétique d'aujourd'hui, il est simple de négliger sa santé et son bien-être.

Heureusement, il y a beaucoup de choses que nous pouvons faire pour améliorer notre santé et notre bien-être mental et physique au quotidien. Cela commence par reconnaître ce qui fait le bonheur et comment en générer davantage.

Des améliorations quotidiennes de la santé et du bonheur sont possibles grâce à des pratiques telles que la méditation, le service aux autres, l'activité physique, la stimulation intellectuelle et l'interaction sociale.

N'EST-IL PAS VITAL DE MAINTENIR SA SANTÉ MENTALE ET PHYSIQUE

De quelle manière la santé mentale d'une personne affecte-t-elle son bien-être physique ? Lorsque l'on considère sa santé dans son ensemble, le bien-être mental et physique est crucial. Pour ne donner que quelques exemples, la dépression a été associée à une augmentation du risque d'un large éventail de problèmes de santé physique, en particulier les problèmes chroniques comme le diabète, les maladies cardiaques et les accidents vasculaires cérébraux.

POUVEZ-VOUS DÉFINIR LA SANTÉ MENTALE

Lorsque nous disons « santé mentale », nous faisons référence à nos états émotionnel, psychologique et social. La façon dont nous pensons, ressentons et agissons est influencée. Il joue également un rôle dans la détermination de nos réponses au stress, de nos relations interpersonnelles et de nos préférences alimentaires. 1 Le maintien d'un état mental sain est crucial à tout âge, de la petite enfance à l'âge adulte.

Une mauvaise santé mentale et une maladie mentale ne sont pas les mêmes, malgré la confusion commune des deux expressions. Même si une personne n'a pas de trouble mental pouvant être diagnostiqué, elle peut néanmoins être dans un état de détresse mentale. Une personne atteinte d'une maladie mentale peut avoir des moments de santé et de bonheur comme tout le monde.

EN QUOI LA SANTÉ MENTALE D'UNE PERSONNE AFFECTE-T-ELLE SON BIEN-ÊTRE PHYSIQUE ?

Lorsque l'on considère sa santé dans son ensemble, le bien-être mental et physique est crucial. Pour ne donner que quelques exemples, la dépression a été associée à une augmentation du risque d'un large éventail de problèmes de santé physique, en particulier les problèmes chroniques comme le diabète, les maladies cardiaques et les accidents vasculaires cérébraux. De même, avoir de multiples problèmes de santé chroniques peut vous rendre plus vulnérable aux maladies mentales.

PEUT-ON AMÉLIORER SA SANTÉ MENTALE AVEC L'ÂGE

Il est vrai que la santé mentale d'une personne peut évoluer au fil du temps, influencée par divers facteurs. Le stress peut affecter la santé mentale lorsqu'il force les gens à utiliser plus d'énergie et de patience qu'ils n'en ont. Une santé mentale inadéquate peut être le résultat de nombreux facteurs différents, y compris, mais sans s'y limiter : de longues heures de travail, la prise en charge d'un parent ou des difficultés financières.

LA PRÉVALENCE DES TROUBLES MENTAUX

Aux États-Unis, les maladies mentales sont fréquentes.

Au cours d'une vie, plus de la moitié de la population recevra un diagnostic d'affection ou de maladie mentale.

Au cours d'une année donnée, un cinquième des Américains souffriront d'un problème de santé mentale .

Un enfant sur cinq souffrira d'une maladie mentale grave à un moment donné de sa vie.

Le trouble dépressif majeur, la schizophrénie et d'autres maladies mentales graves affectent 1 Américain sur 25.

QUE FAITES-VOUS POUR VOUS ASSURER D'ÊTRE TOUJOURS EN BONNE SANTÉ MENTALE ET CORPORELLE

Prendre soin de son bien-être mental et émotionnel

du temps bien passé avec des associés de confiance, la famille et les copains.

Communiquez fréquemment vos sentiments.

réduisez vos boissons alcoolisées.

Se tenir à l'écart des drogues illégales est la meilleure option.

Bougez et mangez sainement.

acquérir de l'expérience et repousser vos limites en apprenant quelque chose de nouveau.

Amusez-vous et détendez-vous.

EXISTE-T-IL UN LIEN ENTRE LA SANTÉ MENTALE ET LA SANTÉ PHYSIQUE

Le bien-être mental et physique sont étroitement liés d'une manière qui est souvent négligée en raison de la croyance répandue selon laquelle les deux ne sont pas liés. Un esprit sain peut vous aider à vous sentir mieux physiquement. À l'inverse, si votre santé mentale n'est pas à la hauteur, cela pourrait avoir un impact sur votre corps.

la santé mentale sur le bien-être physique

Il existe une forte corrélation entre votre bien-être mental et physique. Une attitude mentale positive peut être protectrice contre la maladie et prolonger la vie. Dans une étude récente, des chercheurs ont découvert que les personnes qui déclaraient des niveaux de bien-être psychologique plus élevés avaient des taux de maladies cardiovasculaires plus faibles.

Inversement, les problèmes de santé mentale peuvent avoir des effets négatifs sur la santé physique et sur les choix que l'on fait.

Des maladies qui durent longtemps. De nombreuses maladies persistantes ont été liées à la dépression. Le diabète, l'asthme, le cancer, les maladies cardiovasculaires et l'arthrite sont tous des exemples de telles conditions.

CARDIAQUES ET PULMONAIRES ONT ÉGALEMENT ÉTÉ ASSOCIÉS À LA SCHIZOPHRÉNIE

Avoir un trouble de santé mentale peut aggraver les défis de vivre avec une maladie chronique. Les personnes déprimées et celles qui ont d'autres problèmes de santé mentale ont un taux de mortalité plus élevé dû au cancer et aux maladies cardiovasculaires.

DIFFICULTÉ À S'ENDORMIR OU À RESTER ENDORMÉ

Les malades mentaux sont représentés de manière disproportionnée parmi ceux qui souffrent de troubles du sommeil comme l'insomnie et l'apnée. L'insomnie rend difficile de s'endormir ou de rester endormi. Les réveils fréquents sont un symptôme courant de l'apnée du sommeil, qui est causée par des perturbations de la respiration pendant le sommeil.

Les personnes ayant des problèmes de santé mentale sont deux fois plus susceptibles d'avoir des troubles du sommeil que la population générale. Dix à dix-huit pour cent de la population a du mal à dormir.

Les problèmes de sommeil sont une épée à double tranchant : ils peuvent à la fois causer et exacerber des problèmes de santé mentale tels que la tristesse, l'anxiété et le trouble bipolaire.

FUMEUR

Plus souvent que la population générale, les personnes ayant des problèmes de santé mentale fument également. Les personnes ayant des problèmes de santé mentale sont représentées de manière disproportionnée dans les rangs des gros fumeurs.

Chez les personnes déprimées, les niveaux de dopamine, un neurotransmetteur, sont diminués. La dopamine est un neurotransmetteur qui vous aide à ressentir le bonheur. Étant donné que la nicotine contenue dans les cigarettes stimule la libération de dopamine, cette habitude a été proposée comme traitement des troubles dépressifs.

AVANTAGES D'OBTENIR DES SOINS MÉDICAUX

Malheureusement, les personnes aux prises avec une maladie mentale se voient refuser de manière disproportionnée des soins médicaux de qualité.

Les personnes ayant des problèmes de santé mentale peuvent également avoir plus de difficulté à prioriser leur santé physique. Il peut être difficile de demander un traitement, de respecter les horaires de prise de médicaments et de maintenir de saines habitudes de vie face à un trouble de santé mentale.

CONDITIONS DU CORPS QUI PEUVENT AVOIR UN IMPACT SUR L'ESPRIT

Votre santé mentale est également affectée par votre santé physique. Les problèmes de santé mentale sont un facteur de risque pour les personnes ayant des problèmes de santé physique.

Le psoriasis est une maladie de la peau qui provoque des plaques rouges enflammées. Le stress aigu et la dépression vont de pair avec cela.

Les personnes atteintes de psoriasis luttent souvent contre l'angoisse mentale, qui a un effet multiplicateur sur leur santé et leur niveau de vie. L'anxiété, la stigmatisation sociale et le sentiment de rejet sont des facteurs majeurs de stress et de dépression.

La dépression et l'anxiété sont des réactions courantes à des événements qui changent la vie, comme recevoir un diagnostic de cancer ou se remettre d'une crise cardiaque. Près d'un tiers des personnes atteintes de maladies potentiellement mortelles présentent des symptômes dépressifs, notamment une mauvaise humeur, des troubles du sommeil et un manque d'intérêt pour des activités autrefois agréables.

Conseils pour maintenir votre bien-être émotionnel et physique Prendre soin de votre santé physique et mentale est important si vous voulez vous sentir mieux tout autour.

QUELQUES SUGGESTIONS POUR PRENDRE SOIN DE VOTRE CORPS ET DE VOTRE ESPRIT SONT LES SUIVANTES

Faites de l'exercice fréquemment. L'exercice aide non seulement à la forme physique, mais il peut aussi remonter le moral. Les effets positifs d'une marche quotidienne de 10 minutes incluent une énergie mentale et physique accrue et une meilleure disposition.

Maintenez une alimentation saine. La santé physique et mentale peut bénéficier d'une alimentation riche en fruits et légumes et pauvre en glucides transformés et en graisses. Vous voudrez peut-être consulter un diététiste pour obtenir de l'aide dans l'élaboration d'un programme de régime adapté à vos besoins spécifiques.

Dites simplement non à la drogue et à l'alcool. Bien que l'alcool et le tabac puissent temporairement améliorer votre humeur, à long terme, ils sont nocifs pour votre corps et votre esprit.

Assurez-vous de vous reposer suffisamment. 7 à 9 heures de sommeil sont idéales pour les gens. Si vous avez besoin de vous sentir plus éveillé pendant la journée, une sieste de 30 minutes peut vous aider.

Gérez votre stress avec des exercices de respiration profonde. Si vous vous sentez stressé, essayez de méditer, de respirer profondément et de vous concentrer sur un sujet à la fois.

Aiguisez vos capacités de réflexion. Pensez aux bonnes choses qui se sont produites plutôt qu'aux mauvaises.

Demandez de l'aide. Vous pouvez réduire votre stress en parlant à vos proches. Réduire votre niveau de stress est un autre avantage de demander l'aide des autres dans les moments difficiles.

Chapitre 5

STRESS EXCESSIF ET ANXIÉTÉ À L'ÉGARD DE L'AVENIR

Bien qu'il puisse sembler utile de s'inquiéter de l'avenir, cela risque de faire plus de mal que de bien. Un état d'esprit tourné vers l'avenir peut vous aider à prendre en charge votre journée de travail et à vous rapprocher de vos objectifs, mais il comporte également un inconvénient tacite.

POURQUOI EST-CE QUE NOUS CRAIGNONS CE QUI POURRAIT VENIR

Face à l'ambiguïté, le corps répond par le stress. Il est naturel d'être anxieux face à l'avenir lorsque nous sommes dans une position inconnue ou confrontés à des obstacles déconcertants. Ces émotions servent de guides, nous préparent à ce qui nous attend et nous incitent parfois à agir. Lorsqu'il est bien géré, le stress peut avoir des effets positifs.

Cependant, notre santé émotionnelle et physique peut commencer à souffrir lorsque le stress devient chronique.

Trop d'inquiétude peut également conduire à éviter les mêmes choses qui nous stressent, ce qui peut avoir un effet multiplicateur sur notre anxiété.

Les personnes qui s'inquiètent excessivement peuvent aussi avoir une vision biaisée de la réalité. Ils pourraient agir de manière plus défensive lorsqu'ils sont confrontés à des dangers réels ou imaginaires, car ils s'attendent à ce que de mauvaises choses se produisent plus fréquemment.

Bien que l'anticipation puisse vous aider à prendre en charge votre journée de travail et à vous rapprocher de vos objectifs, elle présente un inconvénient que nous avons tendance à négliger. Tout le monde sait que penser à l'avenir peut conduire à l'anxiété face à l'avenir.

Bien qu'il soit bon de s'intéresser à ce que l'avenir nous réserve, il est tout aussi vital que vous cessiez de vous en soucier si cela gêne vos activités actuelles.

QUAND NOUS NOUS INQUIETONS TROP POUR L'AVENIR, NOUS RISQUONS DE PERDRE CES TROIS CHOSES

Être incapable de profiter de l'ici et maintenant.

Vous ne pouvez pas profiter de la vie dans le présent si vous passez tout votre temps à vous inquiéter du futur. Pour cette raison, vous ne pouvez pas vous concentrer sur la tâche à accomplir et n'irez pas très loin. Vous devez vous y mettre tout de suite. Si vous ne le faites pas, vous gaspillerez beaucoup de ressources mentales et physiques à être obsédé par des menaces hypothétiques qui ne se matérialiseront jamais.

Au lieu de cela, vous devriez réfléchir à commencer une pratique de méditation ou à incorporer des habitudes de pleine conscience dans votre vie quotidienne. Cela vous permettra de moins vous soucier de l'avenir et de profiter davantage de la vie ici et maintenant.

LE FEU EST ÉTEINTE

Beaucoup d'entre nous ne réalisent pas que nous nous épuisons avant qu'il ne soit trop tard, malgré le fait que les indicateurs d'avertissement sont plutôt évidents. Si vous êtes toujours inquiet de ce que l'avenir vous réserve, vous pouvez manquer les signes avant-coureurs que les choses sont sur le point d'empirer.

Respirez profondément et réfléchissez à ce que vous pouvez faire aujourd'hui pour arrêter la spirale descendante vers l'épuisement professionnel. Cela peut être aussi simple que d'obtenir un nouvel ensemble d'applications ou de trouver des moyens de faire en sorte que votre travail quotidien ressemble plus à des vacances.

TROUVANT IMPOSSIBLE DE TROUVER UN ÉQUILIBRE SAIN DE VIE PROFESSIONNELLE

L'inquiétude face à l'avenir rend plus difficile la recherche d'un bon équilibre entre vie professionnelle et vie privée, ce que nous recherchons tous. Se concentrer sur les facteurs externes peut nous faire oublier les facteurs internes.

C'est pourquoi j'insiste sur l'importance d'identifier son sweet spot unique à mes clients. Une fois que les individus commencent à fonctionner à partir de cet espace, ils se positionneront plus facilement sur la voie des chances qui soutiennent leurs objectifs et apportent plus d'équilibre dans leur vie.

Maintenant que vous avez plus d'excuses pour arrêter de vous inquiéter de l'avenir, vous pouvez vous concentrer sur la recherche de moyens de tirer le meilleur parti de l'ici et maintenant. Lorsque vous réussirez, vous serez libre de poursuivre tous les objectifs que vous vous êtes fixés.

Nous pouvons presque toujours faire remonter les origines de nos soucis aux inconnues du futur. L'inquiétude que ses ambitions et ses espoirs restent insatisfaits est souvent mise en lumière.

Mais ce n'est pas une raison pour abandonner vos aspirations et vos espoirs dans le but de réduire votre anxiété. Afin de rester motivé et tourné vers l'avenir, il est essentiel de définir des objectifs et des rêves à long terme. Il est facile de perdre sa concentration et sa motivation si vous n'avez rien à faire.

Cependant, les préoccupations futures peuvent éclipser le présent si vous ne pouvez pas arrêter d'y penser. Et ce mode de vie peut être plutôt dommageable.

Après tout, demain contient n'importe quoi. Il y a tout simplement trop de résultats et de chemins possibles à prendre en compte pour avoir l'impression d'avoir une bonne compréhension de la situation.

L'inquiétude est exacerbée lorsqu'on généralise à l'excès, ou qu'on extrapole, du présent vers le futur. Extrapoler les difficultés du présent dans une prévision identique de l'avenir pourrait conduire à un état d'anxiété permanent.

S'inquiéter sans arrêt, cependant, est quelque chose auquel vous pouvez mettre fin. Vous pouvez vous sentir plus enraciné et en paix avec l'aide de ces trois techniques anti-anxiété.

CONDENSEZ LE FUTUR EN PETITS MOTS

Votre incapacité à cesser de vous inquiéter de l'avenir est mise en évidence par le fait que vous vous autorisez à faire des listes de mauvaises choses qui pourraient arriver et à quel point vous ressentiriez l'agonie qui en résulterait. Si vous continuez dans cette voie, vous risquez de saper vos efforts actuels.

Pensez au credo « un jour à la fois » des Alcooliques anonymes pour ne pas vous décourager et abandonner vos objectifs et vos buts. Aujourd'hui, c'est tout ce qui compte.

C'est la méthode utilisée par ma cliente Paula pour terminer un semi-marathon. Elle a essayé de prendre les choses une minute à la fois chaque fois qu'elle avait envie d'abandonner. Il y a eu des moments où elle a douté de sa capacité à continuer, mais elle s'est promis qu'elle continuerait au moins pendant une minute.

Vous pouvez augmenter votre capacité à faire face à divers stress en vous entraînant à les gérer un jour à la fois, une minute à la fois et une respiration à la fois.

Changez de perspective et entraînez-vous à penser à la fois globalement et localement.

Un de mes amis change constamment de point de vue pour faire face à son anxiété chronique face à l'avenir. Pour surmonter les obstacles, il regarde la situation dans son ensemble, ce qui est généralement un objectif plus admirable. Parce que le résultat final, le tableau d'ensemble, est si terrifiant, il essaie de garder son attention sur les détails à portée de main.

Se concentrer sur l'ici et maintenant révélera ce qui est immédiatement accessible et en votre pouvoir. Peu d'entre nous se sentent responsables de ce qui se passera dans des décennies, mais la plupart d'entre nous peuvent voir clairement ce que nous pouvons influencer ici et maintenant. Ce que nous devons faire dans les cinq prochaines minutes, heures ou journées est facile à imaginer dans notre esprit, mais ce qui se trouve au-delà est plus difficile à imaginer. Il est facile de se perdre dans les détails abstraits et de se sentir paralysé par l'anxiété face à l'avenir.

CHERCHEZ LA CAUSE, PAS L'EFFET

Essayez de recadrer votre anxiété et vos doutes sur l'avenir en tant qu'excitation et anticipation. Et si votre peur de l'avenir n'était qu'un indice que vous deviez porter votre attention sur quelque chose de plus pressant ? Et si l'anxiété que vous ressentez vous donnait le coup de pouce dont vous avez besoin pour vous attaquer à ces nouveaux projets urgents ? Est-il possible que vos peurs ne soient en réalité qu'un appel à vous concentrer sur l'avenir ?

Se renseigner sur ces questions vous aide à prendre en charge vos inquiétudes. Vous ne vous sentirez plus impuissant. Finalement, vous commencerez à vous sentir plus confiant dans vos capacités.

Avoir une certaine distance par rapport à un problème est utile pour prendre du recul et canaliser votre anxiété en action. Les perspectives peuvent être rapidement et radicalement modifiées en posant des questions approfondies comme celles ci-dessus.

Ces trois techniques sont parmi les plus efficaces pour mettre fin aux pensées anxieuses. Ils sont efficaces parce qu'ils ramènent l'attention sur l'ici et maintenant plutôt que sur les incertitudes de l'avenir. Et lorsque vous accordez toute votre attention à l'ici et maintenant, vous ressentez un sentiment de paix et de bien-être. La capacité de diriger votre propre trajectoire de vie revient, vous permettant enfin de maîtriser vos peurs.

Chapitre 6

LES TROUBLES AFFECTIFS OU L'ANXIÉTÉ SE COMPTER EXCESSIVEMENT SUR SES SOUVENIRS

Les troubles anxieux sont classés comme une maladie mentale. Souffrir d'anxiété rend les tâches quotidiennes difficiles. La nervosité, la panique et la terreur, accompagnées d'une transpiration abondante et d'un cœur qui s'emballe, sont des symptômes classiques. Les médicaments et la thérapie cognitivo-comportementale sont tous deux des traitements efficaces.

FAIRE DES PENSÉES ANXIÉES VOUS FORCENT À REJOUER LE PASSÉ ENCORE ET ENCORE

Lorsque les gens ruminent, ils s'attardent excessivement sur un sujet ou un incident dans leur vie. Il a été dit que "la rumination est l'acte de penser encore et encore à des choses qui se sont déjà produites et qui ne peuvent pas être changées". Si vous avez tendance à être anxieux ou si vous faites partie de ces personnes, vous pourriez y être plus sensible que d'autres.

POURQUOI LES GENS SONT-ILS ANXIEUX

Les troubles anxieux apparaissent rarement ou ont une cause unique et identifiable. La personnalité, les événements stressants et la santé jouent tous un rôle.

PROBLÈMES DE SANTÉ MENTALE QUI SONT FAMILIAUX

Les troubles anxieux peuvent être héréditaires et certaines personnes peuvent naître avec une tendance à les développer. Cependant, le fait d' avoir un parent ou un parent proche souffrant d' anxiété ou d'une autre maladie mentale n'augmente pas au même degré le risque de développer de l'anxiété.

ÉLÉMENTS DE PERSONNALITÉ

Les preuves suggèrent que certaines caractéristiques de la personnalité augmentent le risque de développer de l'anxiété. L'anxiété peut se développer chez les enfants et les jeunes qui, par exemple, aspirent à la perfection, sont facilement surpris ou gênés, sont très réservés ou timides, ont une faible estime de soi ou ont besoin d'exercer un contrôle excessif sur leur environnement.

SOURCES DE TENSION CHRONIQUES

Un ou plusieurs événements stressants de la vie peuvent contribuer au développement de troubles anxieux. Les précipitants courants consistent en :

précarité de l'emploi ou désir d'avancement

Changement de lieu de vie

grossesse, travail et accouchement

difficultés à la maison et dans les relations interpersonnelles

choc émotionnel grave causé par une exposition au stress ou à un traumatisme

traumatisme ou abus, verbal, sexuel, physique ou émotionnel

la perte d'un être cher par la mort.

MALADIES DE NATURE PHYSIQUE

Les troubles anxieux et le traitement de l'anxiété ou de la maladie physique peuvent tous deux être influencés par une maladie physique chronique. Les troubles anxieux s'accompagnent généralement d'un certain nombre de maladies chroniques, telles que le diabète, l'asthme, les maladies cardiaques accompagnées d'hypertension artérielle. Des problèmes physiologiques, tels qu'une thyroïde hyperactive, peuvent se manifester de manière similaire à l'anxiété. Aller chez le médecin pour se faire examiner au cas où votre anxiété aurait une base physique est une bonne idée.

TROUBLES PSYCHIATRIQUES DISTINCTIFS

D'autres peuvent souffrir de plusieurs troubles anxieux ou d'autres maladies mentales, tandis que certaines personnes peuvent n'en ressentir qu'un seul. Il existe une forte corrélation entre la dépression et les troubles anxieux. Tous ces problèmes doivent être examinés simultanément et traités en conséquence.

ABUS DE SUBSTANCE

Afin de faire face à leurs inquiétudes, certaines personnes se tournent vers la drogue et l'alcool. Il est possible que cela contribue au double diagnostic de toxicomanie et d'anxiété dans certaines circonstances. Les troubles anxieux peuvent s'aggraver après avoir bu ou consommé de la drogue, car les effets de la substance commencent à s'estomper. En plus de traiter le problème de santé mentale sous-jacent, il est crucial de dépister et de traiter tout trouble lié à l'utilisation de substances pouvant être présent.

QUELQUES FAITS SUR L'ANXIÉTÉ QUI PEUVENT VOUS AIDER À VOUS CONCENTRER

Bien que nous, les humains, soyons câblés pour être vigilants face aux menaces potentielles, le barrage constant de données provoque une augmentation du stress et de l'anxiété qui commence à avoir un impact négatif sur notre capacité à fonctionner normalement. Beaucoup d'entre nous ont du mal à empêcher nos pensées d'aller de l'avant, de se fixer sur ce qui pourrait mal tourner, ou de revenir en arrière, en ruminant sur ce qui a mal tourné. Pour cette raison, mettre fin à la pratique du voyage dans le temps serait un pas important pour soulager nos soucis.

Peut-être que le concept de voyager physiquement dans le temps est plus couramment discuté dans la science-fiction. Cependant, pendant la majeure partie de la journée, nos esprits se déplacent physiquement d'un moment à un autre. Nos pensées peuvent facilement aller vers le passé ou le futur à un moment donné. Pour apprendre, se développer, progresser et acquérir des connaissances, cette méthode est indispensable. Cependant, la plupart de nos inquiétudes proviennent de notre préoccupation incessante du passé que nous ne pouvons pas changer et de l'avenir que nous ne pouvons pas prédire. Voici cinq faits sur l'anxiété qui, s'ils sont compris, peuvent nous aider à vivre ici et maintenant avec beaucoup moins d'inquiétude.

LORSQUE LES GENS SONT ANXIEUX, ILS S'INQUIÈTENT SOUVENT POUR L'AVENIR

L'anticipation est une source majeure d'inquiétude pour l'homme. L'incertitude est l'une des constantes de la vie et peut être une source majeure d'inquiétude et d'anxiété. Malgré le fait que nos peurs de l'avenir peuvent ressembler à des flèches qui nous sont tirées dessus, l'anxiété peut également servir de protection particulière. Personne ici n'est sûr de pouvoir survivre sans elle. À certains égards, cela peut sembler inséparable de nous-mêmes. À un certain niveau, nous pouvons même justifier notre inquiétude en nous disant que nous serons mieux en mesure de gérer tout ce dont nous avons peur si nous y pensons ou le planifions à l'avance.

Certains d'entre nous croient même que l'anxiété nous protège de l'avenir, généralement sous la forme de l' idée erronée que nos soucis les plus sombres peuvent être évités si nous nous en soucions suffisamment. Nous répétons la tragédie et nous racontons des histoires terribles dans une tentative de contrôler l'incontrôlable ou d'avoir confiance en l'ambiguïté, mais à quelle fin ? Prendre de l'avance sur nous-mêmes est une certaine façon de perdre la tête. Nous ne vivons pas la réalité ni même le moment présent.

LE PASSÉ EST UNE ORIGINE POSSIBLE D'ANXIÉTÉ

Nous revivons tous mentalement des expériences stressantes ou regrettables, mais certaines personnes sont enfermées dans une boucle consistant à revivre les mêmes événements encore et encore. Les souvenirs implicites, des choses dont nous ne nous souvenons pas nécessairement consciemment mais qui ont façonné nos pensées, nos sentiments et nos comportements, ne sont qu'une des manières dont cela se produit.

Les conflits du passé peuvent se réveiller en nous en réponse à de nombreuses situations différentes ici et maintenant. Nous sommes plus susceptibles de nous sentir anxieux lorsque nous sommes confrontés à des situations qui nous font revivre des émotions douloureuses ou nous rappellent les "voix intérieures critiques" que nous avons sur nous-mêmes ou sur nos vies. Pour cette raison et d'autres, déchiffrer notre passé peut être une ressource puissante pour comprendre et vaincre nos angoisses actuelles. Le stress au travail ou dans une relation peut sembler être basé sur des facteurs immédiats, mais la façon dont nous réagissons, nous sentons et nous tourmentons réellement dans ces situations est souvent le miroir d'émotions qui couvent depuis longtemps.

L'ANXIÉTÉ PEUT ÊTRE EXACERBÉE PAR SES PROPRES PENSÉES CRITIQUES

La voix intérieure critique est un processus de pensée préjudiciable qui nous critique, nous sape et nous conseille de manière inappropriée sur la base de messages malsains et préjudiciables que nous avons captés à un âge précoce. L'anxiété peut être amplifiée par ce processus de pensée autocritique.

Nous pouvons laisser notre critique intérieur, qui nous cause souvent de l'anxiété, nuire à notre performance au travail. Nous considérons les pires scénarios et pensons à des choses comme :

Vous devez le faire correctement ou vous aurez l'air stupide devant tout le monde.

Vu que tout commence à s'empiler, tu aurais dû travailler tout le week-end. Il vous est impossible de terminer à temps.

C'est un projet trop important pour que vous puissiez le gérer seul. Vous échouez lamentablement en tant que messager. Personne n'a une haute opinion de toi.

Vraiment, vous avez tout le monde dupé. Vous ne pouvez tout simplement pas procéder de cette manière. Vous serez licencié de votre position actuelle.

Nos relations souffrent lorsque nous pensons à des choses comme :

Le plan est certain d'échouer. Mettez vos attentes en échec. Maintenez une distance de sécurité.

Elle n'a plus vraiment d'affection pour vous. La question est: "Où vous êtes-vous trompé?" En d'autres termes, vous devez le comprendre.

À ce stade, si vous ne captez pas son intérêt, vous le perdrez.

À cause de vous, c'est ruiné, et maintenant il ou elle ne vous acceptera jamais.

Notre rôle de parents est impacté :

Vos enfants grandiront probablement pour vous mépriser à cause de la façon dont vous serez un parent terrible.

Il semble que vous ne puissiez même pas vous occuper de votre propre enfant. C'est complètement au-delà de vos capacités d'agir.

Vous êtes vraiment en train de les embrouiller en tant que parent à cause de toutes les erreurs que vous avez commises.

Vous pensiez que vous deviendriez différent de vos parents, mais vous êtes en fait comme eux !

Tout ce qui se passe dans nos vies est rendu bien pire et plus anxieux par le commentaire de notre critique intérieur. La bonne nouvelle est que nous pouvons nous sentir considérablement plus forts en nous-mêmes, plus enracinés dans la réalité et beaucoup moins stressés lorsque nous reconnaissons et défions notre voix intérieure critique. Affronter de front cette vision pessimiste peut paradoxalement nous rendre nerveux au début. Cependant, il s'agit d'une sorte d'inquiétude saine qui indique que nous nous développons et évoluons.

Finalement, alors que nous continuons à reconnaître et à libérer notre voix intérieure critique, nous pouvons ressentir plus de sérénité et de sécurité en nous-mêmes, car nous sommes moins susceptibles d'être effrayés, anxieux ou déclenchés par cet ennemi interne. Au lieu de cela, nous devenons plus attentifs à son apparition et apprenons que ses messages ne sont ni véridiques ni utiles et sont en grande partie responsables de notre malaise.

L'ANXIÉTÉ PEUT ENFIN ÊTRE CONTRAINTE

Nous ne sommes pas obligés de maintenir un lien avec notre terrible histoire ou une vision sombre de notre avenir potentiel. Nous permettre de nous déconnecter du monde extérieur et de nous concentrer sur nous-mêmes et sur l'ici et maintenant est un moyen d'arrêter de voyager dans le temps et de profiter pleinement de la vie. Pour soulager l'anxiété, nous pouvons utiliser des méthodes éprouvées comme se concentrer sur notre respiration et réveiller nos sens.

Plus important encore, nous pouvons discuter avec cette partie de notre esprit qui cherche toujours des trous dans nos idées. Il y a des actions concrètes que nous pouvons prendre pour combattre cette voix critique à l'intérieur. En supposant que nous puissions maîtriser cette "voix", nous pourrons en prendre davantage. Si nous pouvons prendre de la distance, nous pouvons pratiquer l'auto-bienveillance. Les pensées nous apparaissent telles qu'elles sont réellement : de simples pensées, existant indépendamment de nous-mêmes et du monde qui nous entoure. Lorsque notre critique intérieur commence à prendre le dessus sur nos pensées, nous pouvons être doux avec nous-mêmes et nous ramener au moment présent.

"Si vous voulez vaincre l'anxiété de la vie, vivez dans l'instant, vivez dans le souffle", déclare Amit Ray, professeur de pleine conscience. Le plus difficile sera probablement de nous permettre de franchir cette étape.

Chapitre 7

L'ADAPTATION RAPIDE AUX CONDITIONS SOUS PRESSION EST UNE CARACTERISTIQUE DU STRESS

C'est parce que la réaction est le mécanisme de défense du corps contre le stress. Il y a des répercussions sur les systèmes endocrinien, respiratoire, cardiovasculaire et nerveux. Le stress peut augmenter le rythme cardiaque, le rythme respiratoire, la transpiration et la tension musculaire. En prime, il peut fournir un sursaut d'énergie.

LE STRESS ... QU'EST-CE QUE C'EST

La réaction naturelle du corps à toute demande ou menace est le stress. La réaction de "combat ou fuite", souvent appelée "réponse au stress", est un processus rapide et instinctif dans lequel les défenses de l'organisme passent à la vitesse supérieure en réponse à un danger perçu ou réel.

Pour le dire simplement, la réaction au stress est votre corps qui essaie de vous protéger. Une fois qu'il fonctionne correctement, il aide à maintenir la clarté mentale, l'endurance physique et la vigilance. Le stress peut sauver des vies dans des situations dangereuses, vous donnant la force de repousser un agresseur ou l'impulsion de freiner brutalement pour échapper à une collision.

La capacité de se montrer à la hauteur est l'un des avantages du stress. Ce qui vous permet de rester alerte lors d'une présentation professionnelle, de vous concentrer intensément lorsque vous tirez un coup franc gagnant ou de vous forcer à étudier lorsque vous préférez regarder la télévision, c'est la capacité à maintenir un haut niveau de motivation. Bien qu'un certain degré de stress puisse être bénéfique, une trop grande quantité peut avoir des conséquences négatives sur votre santé , vos perspectives, votre productivité, vos relations et votre qualité de vie en général.

Si vous ressentez fréquemment des sentiments de stress et d'anxiété, il est essentiel de prendre des mesures pour rétablir l'équilibre de votre système nerveux. Apprendre à reconnaître les signes et les symptômes du stress chronique et prendre des mesures pour réduire ses effets néfastes peut vous aider à vous protéger de ses effets négatifs et à améliorer votre humeur et vos perspectives.

CONSÉQUENCES DE L'ANXIÉTÉ PERSISTANTE

En termes de système neurologique, il a du mal à faire la différence entre les dangers émotionnels et physiques. Une bagarre avec un copain, une échéance imminente au travail ou une pile de factures impayées peuvent tous amener votre corps à réagir aussi fortement que si vous étiez dans une véritable crise de vie ou de mort. Cependant, plus vous activez fréquemment votre système de stress d'urgence, moins vous aurez de contrôle sur son activation ultérieure.

Nous vivons dans une société exigeante, et si vous êtes comme beaucoup d'entre nous, vous constaterez peut-être que votre corps est constamment dans un état de stress. De plus, cela peut causer des problèmes de santé majeurs. Le stress chronique peut causer des problèmes pour presque toutes les fonctions corporelles. Il diminue la résistance aux maladies, perturbe la digestion et la reproduction, augmente la tension artérielle et le taux de cholestérol et accélère le processus de vieillissement. Cela peut vraiment modifier les voies neuronales dans le cerveau, ce qui vous rend plus sensible à des problèmes comme l'anxiété, la dépression et d'autres troubles de santé mentale.

Voici quelques-uns des problèmes de santé qui

peuvent être attribués au stress ou que le stress peut exacerber :

SOUFFRANT DE FAIBLE HUMEUR OU D'ANXIÉTÉ

Toute forme de douleur

Sommeil perturbé

Maladies causées par le système immunitaire du corps qui s'attaque à lui-même

Problèmes de digestion

Eczéma et autres affections cutanées

Maladie infectieuse du coeur

Problèmes de poids

Problèmes de reproduction

Problèmes de concentration et de rappel

Des indicateurs que votre niveau de stress est à son comble

La nature silencieuse et sournoise du stress est sa plus grande menace. La vérité est que vous pouvez apprendre à vivre avec. Il s'habitue au point de normalité. Bien que cela ait un impact significatif sur vous, vous en êtes inconscient. C'est pourquoi il est si crucial de reconnaître les premiers indicateurs de surcharge de stress avant qu'il ne soit trop tard.

PROBLÈMES CÉRÉBRAUX

Défis Garder les souvenirs vivants

Mauvaise concentration

Manque de discrétion

avoir une vision pessimiste

Pensée inquiète ou agitée

Frotter sans repos

SYMPTÔMES PSYCHOLOGIQUES

Souffrant de mélancolie ou de mauvaise humeur persistante

Peur et agitation

dispositions d'irritation, de colère ou de tristesse

Submergé par le stress

Isolement et solitude

Conditions alternatives de santé émotionnelle ou mentale

SYMPTÔMES DANS VOTRE CORPS

Inconfort et douleur

Soit la diarrhée ou la constipation

Des maux de tête, des nausées et des évanouissements ont été signalés.

inconfort dans la poitrine et accélération du rythme cardiaque

Absence de désir sexuel

Symptômes courants du rhume et de la grippe

PROBLÈMES DE COMPORTEMENT

Augmenter ou diminuer son apport calorique

Sommeil insuffisant ou excessif

S'isoler des contacts sociaux

Reporter ou éviter ses devoirs

Réduire le stress par l'intoxication

Routines anxieuses

LES ORIGINES DES TENSIONS

Les facteurs de stress sont les conditions et les exigences qui contribuent à l'état d'excitation émotionnelle accru d'un individu. La plupart du temps, lorsque nous pensons au stress, nous imaginons quelque chose de terrible, comme un travail exigeant ou une relation amoureuse tendue. Mais tout ce qui demande beaucoup d'efforts de votre part peut être stressant. Des succès comme celui-ci peuvent être n'importe quoi, du mariage à l'achat d'une maison en passant par l'obtention d'un diplôme universitaire ou la recherche d'un nouvel emploi.

Toutes les situations stressantes n'ont pas une cause extérieure. Nos propres pensées et croyances peuvent également être une source de stress, surtout si elles nous amènent à être trop anxieux face à l'avenir ou à voir la vie sous un angle négatif.

Enfin, la façon dont vous interprétez une situation stressante est un facteur majeur. Ce qui vous stresse peut même ne pas mettre en phase une autre personne ; ils peuvent même trouver cela agréable. Certains d'entre nous préféreraient mourir plutôt que d'agir ou de parler en public, mais d'autres prospèrent sous les lumières vives. Lorsque les enjeux au travail sont trop élevés, certaines personnes réagissent bien à une pression supplémentaire tandis que d'autres s'arrêtent. Et bien que vous puissiez prendre plaisir à participer pour aider à prendre soin de vos parents à mesure qu'ils vieillissent, vos frères et sœurs peuvent trouver la responsabilité de s'occuper d'eux trop lourde à porter.

VOICI QUELQUES EXEMPLES DE STRESSEURS COURANTS DANS LE MONDE EXTÉRIEUR

Des bouleversements dans sa vie

Tâches ou études

Conflit dans les relations

Difficultés à obtenir des fonds suffisants

Par manque de temps

Famille et jeunes

LES SOURCES INTRINSÈQUES DE STRESS FRÉQUEMMENT RENCONTRÉES DANS LA VIE QUOTIDIENNE COMPRENNENT

Pessimisme

Incapacité à tolérer l'ambiguïté

manque de flexibilité dans les processus de pensée

Dialogue interne décevant

Normes d'excellence impossibles

Mentalité sans limites

CE QUI VOUS CAUSE LE PLUS D'ANXIÉTÉ

Il existe des stratégies que vous pouvez utiliser pour gérer tout ce qui vous cause du stress et vous remettre sur la bonne voie. Les causes courantes d'anxiété dans la vie quotidienne comprennent :

L'ANXIÉTÉ CAUSÉE PAR LE TRAVAIL

S'il faut s'attendre à un certain degré de stress au bureau, le stress chronique ou sévère peut avoir des effets négatifs sur votre santé physique et mentale , vos relations et votre qualité de vie à la maison. Le succès ou l'échec au travail peut même en dépendre. Vous pouvez vous protéger des impacts négatifs du stress, augmenter votre bonheur au travail et renforcer votre bien-être au bureau et en dehors, quels que soient vos objectifs ou la nature de votre profession.

LE BILAN PSYCHOLOGIQUE DU CHÔMAGE

La perte d'un emploi peut être une situation très éprouvante. Il est naturel de ressentir des émotions négatives telles que la colère, la douleur, la dépression, le chagrin des pertes et l'inquiétude face à l'avenir. La nature soudaine et radicale de la perte d'emploi et du chômage peut être dévastatrice pour le sentiment de stabilité et d'identité. Bien que la pression soit peut-être trop lourde à supporter, il y a beaucoup de choses que vous pouvez faire pour sortir de cette période difficile plus puissant, plus résilient et avec un sens de l'orientation plus clair.

PRESSION DU COMPTE BANCAIRE

Nous avons tous des difficultés financières en ce

moment, des gens de tous horizons et de tous les coins du globe. L'une des sources de stress les plus répandues dans la vie moderne est le souci de l'argent, que ce soit en raison de la perte d'un emploi, d'une dette croissante, de coûts imprévus ou d'un autre problème. Il existe cependant des stratégies pour faire face au climat économique actuel, réduire l'anxiété et retrouver une assise financière.

RETRAITE

Même si vous l'attendez avec impatience, la retraite n'est pas sans son lot de défis. À première vue, être libre de votre routine habituelle et de vos longs trajets peut sembler être un rêve devenu réalité. Au bout d'un moment, cependant, vous pourriez manquer les journées routinières et planifiées que l'emploi offrait, ainsi que la camaraderie qui résultait de l'interaction avec les autres au bureau. Il existe des stratégies efficaces pour s'adapter à la retraite et gérer le stress qui l'accompagne.

CONTRAINTES SUR LES AIDANTS

Prendre soin d'une autre personne peut être

exigeant, surtout si vous avez l'impression d'être au-dessus de votre tête ou d'avoir peu à dire sur la question. Le stress non géré des soignants peut avoir des effets négatifs sur la santé physique , les relations interpersonnelles et le bien-être mental, conduisant finalement à l'épuisement professionnel. Mais il y a beaucoup de choses que vous pouvez faire pour alléger le fardeau de la prestation de soins et retrouver l'équilibre, la joie et l'espoir que vous aviez autrefois.

PERTE ET CHAGRIN

Perdre quelqu'un ou quelque chose qui vous tient à cœur est incroyablement difficile à gérer. L'angoisse et la pression provoquées par une perte peuvent souvent être trop lourdes à supporter. Il est possible que vous ressentiez un large éventail de sentiments négatifs et inattendus, allant du choc et de la rage à l'incrédulité, aux remords et à une profonde tristesse. Bien qu'il n'y ait pas de formule établie pour faire face à la perte, il existe des méthodes qui se sont révélées utiles pour réduire la détresse émotionnelle et ouvrir la voie aux individus pour qu'ils acceptent leur perte, y découvrent un sens et poursuivent leur vie.

QUAND LE STRESS DEVIENT-IL NOCIF

Reconnaître votre seuil de stress individuel est crucial en raison des effets considérables du stress. Dans quelle mesure, cependant, le stress devient malsain, varie d'une personne à l'autre. Certaines personnes semblent être capables d'encaisser tout ce que la vie leur réserve, tandis que d'autres abandonnent facilement ou deviennent amères face à des revers, même mineurs. La montée d'adrénaline d'une existence à haute pression peut même faire ressortir le meilleur chez certaines personnes.

CERTAINES DES CHOSES QUI PEUVENT AFFECTER VOTRE BONNE GESTION DU STRESS SONT

C'est le groupe qui vous soutiendra toujours. Avoir un groupe d'amis et de membres de la famille attentionnés derrière vous peut être un énorme soulagement du stress. Les fardeaux de la vie quotidienne s'atténuent lorsque vous avez des amis et une famille fiables sur lesquels vous appuyer. Inversement, plus votre risque d'effondrement du **stress est élevé lorsque vous êtes solitaire et seul.**

Un sentiment d'être en charge. Vous pouvez mieux gérer le stress si vous avez confiance en vous et en votre capacité à influer sur les résultats et à vous en tenir aux problèmes. Cependant, si vous pensez que vous êtes impuissant face à l'adversité et que votre vie est largement déterminée par d'autres facteurs, le stress a plus de chances de vous faire dérailler.

Ce que vous pensez et comment vous voyez le monde. La façon dont vous cadrez les difficultés inévitables de la vie peut avoir un impact significatif sur la façon dont vous gérez le stress. Avoir une attitude positive et attendre le meilleur vous rendra plus résilient. Les personnes les plus aptes à gérer le stress sont celles qui sont optimistes face à l'adversité, qui peuvent rire d'elles-mêmes, qui ont foi en une cause plus grande et qui réalisent que le changement est une constante.

À quel point vous êtes capable de contrôler vos sentiments. Le stress et l'agitation sont plus susceptibles de se produire si vous êtes incapable de vous apaiser et de vous calmer en période de détresse émotionnelle, comme lorsque vous vous sentez triste, en colère ou troublé. Augmentez votre tolérance au stress et améliorez votre résilience en apprenant à reconnaître et à gérer vos sentiments.

Tout dépend de votre prévoyance et de votre planification. Comprendre la nature et la durée d'un événement stressant peut vous aider à mieux le gérer. Par exemple, si vous avez une attente raisonnable quant à la rapidité avec laquelle vous pourrez vous remettre de la chirurgie, l'inconfort de la période de récupération ne sera pas aussi difficile à supporter.

CONSTRUIRE UNE PLUS FORTE RÉSISTANCE AU STRESS

Le moment est venu d'agir. Vous pouvez immédiatement commencer à vous sentir mieux en augmentant votre quantité d'exercice physique, ce qui peut vous aider à vous sentir moins stressé. Faire bouger votre corps régulièrement peut vous aider à vous sentir mieux émotionnellement et mentalement, ce qui vous permet de vous distraire du stress qui pourrait autrement s'accumuler. Marcher, courir, nager et danser sont tous d'excellents exemples de mouvements rythmiques qui, lorsqu'ils sont exécutés consciemment, peuvent avoir un impact significatif sur la santé (en concentrant votre attention sur les sensations physiques que vous ressentez lorsque vous bougez).

Faites-vous des amis et des associés. Lorsque vous vous sentez tendu ou en insécurité, parler à une autre personne face à face peut libérer des hormones qui vous calment. Un petit moment de gentillesse d'une autre personne, sous forme de mots ou d'un regard amical, peut avoir un effet profond sur votre état d'esprit. Par conséquent, entourez-vous de personnes positives et ne laissez pas vos responsabilités vous empêcher de vous amuser. Faites-en un objectif prioritaire de cultiver des relations plus profondes et plus épanouissantes si vous en manquez actuellement ou si vos interactions interpersonnelles vous causent du stress.

PROFITEZ DE VOS SENS

Faire appel à vos sens (vue, ouïe, goût, odorat, toucher et mouvement) est une approche rapide pour réduire le stress. Pour réussir, vous devez déterminer quel type de stimulation sensorielle est le plus bénéfique. Lorsque vous écoutez une chanson inspirante, vous sentez-vous plus en paix ? Est-ce l'arôme du café fraîchement moulu, par exemple ? Peut-être que toucher un animal vous aide à vous sentir plus enraciné et dans le moment présent. La manière idéale de traiter les informations sensorielles est celle que vous découvrez par essais et erreurs ; chacun réagit aux stimuli légèrement différemment.

MAÎTRISEZ L'ART DE LA DÉTENTE

Bien que le stress soit inévitable, vous pouvez gérer son impact sur votre vie. La réaction de relaxation est déclenchée par des pratiques comme le yoga, la méditation et la respiration profonde, et c'est l'opposé de la réponse au stress puisqu'elle induit une humeur de calme et de facilité. Il a été démontré que la participation régulière à de telles activités a des effets positifs sur la santé mentale et physique . Ils vous aident à garder votre calme même lorsque les choses deviennent mouvementées.

MAINTENIR UN RÉGIME NUTRITIF.

Ce que vous mettez dans votre corps a un impact direct sur la façon dont vous vous sentez émotionnellement et sur votre capacité à gérer le stress de la vie quotidienne. Les fruits et légumes frais, les protéines de haute qualité et les acides gras oméga-3 peuvent vous aider à mieux faire face aux aléas de la vie, tandis qu'un régime riche en aliments transformés et prêts à consommer, en glucides raffinés et en collations sucrées peut augmenter les symptômes du stress.

APAISEZ VOS OS FATIGUÉS ET DORMEZ-LES

Être trop fatigué peut vous faire agir de manière erratique, ce qui ne peut qu'augmenter votre niveau de stress. Simultanément, une anxiété constante peut rendre difficile l'endormissement. Mieux dormir peut vous aider à vous sentir moins stressé, plus productif et équilibré sur le plan émotionnel, que vous ayez des difficultés à vous endormir ou à rester endormi la nuit.

Chapitre 8

BLESSURES À L'ESPRIT

Différents degrés de traumatisme mental peuvent être tout aussi invalidants que les traumatismes physiques, il est donc important d'obtenir de l'aide professionnelle si vous en avez subi un. La dépression liée au trouble de stress post-traumatique, les troubles d'adaptation, l'anxiété et les phobies spécifiques comptent parmi les types de préjudices psychologiques les plus fréquents.

PLAIES PSYCHIATRIQUES

De nombreux clients dans des cas de lésions corporelles souffrent à la fois de préjudices physiques et émotionnels. Surtout après des accidents de voiture, les victimes de traumatismes psychologiques peuvent présenter des symptômes incapacitants, notamment des flashbacks, de l'insomnie, de l'anxiété ou des phobies, qui sont souvent ignorés.

Bond Turner connaît les nuances des blessures psychologiques primaires et subséquentes. Comprenant des comptables, des interprètes et des avocats, notre équipe de 45 avocats et cadres juridiques agréés de niveau A a poursuivi avec succès des réclamations de plusieurs millions de livres au nom de clients qui ont subi des blessures catastrophiques.

COMMENT SOUFFRE-T-ON D'UNE BLESSURE MENTALE

Il est facile d'oublier la santé mentale de la victime lorsque les blessures physiques sont si graves. Selon la nature des dommages, les séquelles d'un traumatisme mental peuvent être tout aussi invalidantes que celles d'un traumatisme physique, nécessitant des soins spécialisés.

la dépression, les problèmes d'adaptation, l'anxiété et les phobies spécifiques sont les manifestations les plus fréquentes d'un traumatisme psychologique. Notre équipe peut prendre des dispositions pour qu'un psychiatre et un psychologue évaluent l'étendue de toute blessure mentale et fournissent une thérapie appropriée, et la réadaptation peut vous aider à y arriver.

Les traumatismes crâniens sont de plus en plus problématiques pour les entreprises. L'objectif de toute entreprise devrait être de fournir un environnement sans stress où les employés peuvent s'épanouir. La première étape pour vous protéger des dommages psychologiques consiste à comprendre ce qui les cause. La perte de temps et de productivité, ainsi que les demandes potentielles d'indemnisation des accidents du travail, peuvent s'accumuler rapidement lorsqu'un travailleur subit une blessure psychologique. Bien que les lois australiennes soient compliquées, si votre maladie mentale a été provoquée par votre travail, Workcover peut payer vos frais médicaux.

QU'IMPLIQUE LE DOMMAGE PSYCHOLOGIQUE

Un traumatisme psychologique se caractérise

par des symptômes cognitifs ou émotionnels qui ont un effet négatif important sur le fonctionnement quotidien d'une personne. La dépression, le trouble de stress post-traumatique et l'anxiété sont tous des exemples de dommages psychologiques.

Une combinaison de variables environnementales, organisationnelles et personnelles peut entraîner des dommages psychologiques au travail. Il y a des machines bruyantes, des produits chimiques dangereux et des accidents.

Certains des problèmes qui peuvent survenir dans une organisation sont le manque de soutien de la direction, un manque de stabilité et une pression écrasante. La susceptibilité d'une personne à subir une atteinte à la santé mentale dépend de sa personnalité unique et des événements de sa vie. Il a été démontré qu'une mauvaise sécurité psychologique coûte cher aux entreprises australiennes.

Le terme «blessure psychologique secondaire» fait référence au préjudice psychologique qui survient du fait que la santé mentale de l'Un peut subir des dommages secondaires s'il a déjà subi une blessure physique. La dépression, le désespoir, la rage, les troubles du sommeil et la diminution de la motivation et de l'engagement ne sont que quelques-uns des problèmes secondaires qui peuvent survenir après qu'un employé a subi une blessure physique. La souffrance persistante, la dépendance aux médicaments et la séparation d'avec ses proches et ses collègues peuvent exacerber ces problèmes de santé mentale.

CAUSES ET INSTANCES DE DOMMAGES PSYCHOLOGIQUES

sources typiques de tension sur le lieu de travail qui exposent les employés à un risque de souffrance morale.

STRESS SUR L'INCERTITUDE DE L'EMPLOI

La santé mentale et physique des employés pourrait être affectée négativement par la perspective constante de réorganisations organisationnelles, de fusions et de licenciements. Le stress lié au manque de sécurité d'emploi a été associé à des résultats de santé pires que le tabagisme et l'hypertension artérielle. De plus en plus de personnes occupent des emplois précaires et mal rémunérés où elles pourraient être licenciées à tout moment sans préavis ni indemnité.

Si leur contrat est résilié, certaines personnes craignent de ne pas pouvoir joindre les deux bouts. Ils peuvent s'inquiéter de l'opinion de leur responsable et des plans de l'entreprise pour leur emploi à long terme. Le stress lié à cette situation peut s'accumuler au fil des ans, causant d'importants problèmes de santé mentale .

En raison du manque d'accès aux sous-traitants, ils peuvent être moins susceptibles de rechercher des soins psychiatriques ou psychologiques professionnels que les employés permanents. Certaines personnes craignent de perdre leur emploi si elles s'absentent, et cela est exacerbé par le manque de congés payés.

De nombreux employés peuvent ne pas considérer l'instabilité d'emploi comme une source importante de stress ou de préjudice émotionnel en raison du fait que les perspectives des gens varient. Certaines personnes sont prêtes à renoncer à la stabilité de l'emploi en échange de l'augmentation du salaire horaire et des primes qui accompagnent le travail occasionnel. Ils sont convaincus qu'ils peuvent facilement trouver un autre emploi et éviter des difficultés financières si leur emploi actuel devait prendre fin.

La meilleure façon d'éviter d'être victime de la précarité au travail est de rechercher un poste qui offre plus de stabilité que votre poste actuel. Il est vrai qu'il n'y a pas de "travail pour toujours", mais vous pourriez être plus heureux dans un travail à temps plein.

TROP DE TRAVAIL

Les membres du personnel sont généralement poussés à effectuer davantage de tâches multiples pendant les périodes économiques difficiles. Personne n'est jamais remplacé lorsqu'il part ou part en vacances, donc le reste de l'équipe doit toujours intervenir pour les remplacer. Le stress lié au fait de devoir en faire plus au travail pourrait entraîner une baisse de la productivité, une instabilité émotionnelle et des troubles du sommeil, entre autres conséquences négatives.

Certaines entreprises poussent leurs employés au bord du stress et de l'inadéquation en se fixant des objectifs tout simplement inaccessibles. Les gens peuvent avoir du mal à se détendre après le travail en raison du stress et du rythme effréné de leur vie quotidienne.

Évitez cela en communiquant votre incapacité à gérer la charge de travail à vos supérieurs ou en demandant à un collègue de se charger d'une partie du travail auquel vous ne pouvez pas accéder.

ACTES DE HARCÈLEMENT ET D'AGRESSION ENVERS AUTRES

L'intimidation au travail peut toucher autant les adultes que les enfants dans la cour d'école. L'intimidation au travail peut prendre plusieurs formes, y compris des mots, des actions, des relations et même des pensées. L'intimidation peut se manifester de diverses manières, notamment les injures, l'exclusion sociale, le harcèlement sexuel, les jeux mentaux, les affectations dénuées de sens, le bizutage, les initiations, les menaces, la violence physique et les accidents. L'intimidation au travail peut se produire sur n'importe quel lieu de travail et peut impliquer une direction, un collègue ou un groupe de personnes.

Les victimes d'intimidation peuvent souffrir de niveaux accrus de stress, d'anxiété et de dépression; ils peuvent également perdre l'estime de soi et la motivation au travail.

Les demandes d'indemnisation des accidents du travail pour préjudice émotionnel subi à la suite d'intimidation au travail peuvent coûter cher aux entreprises. Un travailleur minier du QLD souffrant de troubles d'adaptation, d'anxiété et de phobie sociale a reçu des dommages-intérêts "importants" plus tôt cette année à la suite d'une lutte juridique avec son ancien employeur.

Éviter cela : Il est de la responsabilité de chaque

employeur de s'assurer que son lieu de travail est exempt d'intimidation et de harcèlement. Si jamais vous vous sentez menacé ou intimidé au travail, vous devriez en parler à votre patron afin qu'il puisse prendre les mesures appropriées.

GESTION DES CLIENTS PROBLÉMATIQUES

Les membres du personnel qui doivent faire face à des clients en colère peuvent continuer à se sentir stressés longtemps après que le problème a été résolu et que le client est parti. Les effets durables d'un incident sur un travailleur peuvent être beaucoup plus préjudiciables que l'événement lui-même. Lorsqu'une situation ne peut être résolue et qu'un consommateur ne peut être rassuré, il est normal que les personnes concernées éprouvent de la terreur et de la tension. Ils s'inquiètent de savoir s'ils seront capables ou non de relever efficacement le défi suivant.

Ce qui stresse grandement un travailleur peut être tout autre chose, tout comme la façon dont une personne perçoit l'instabilité de l'emploi peut être tout autre chose pour une autre. Les employés réagissent différemment lorsqu'ils traitent avec des consommateurs difficiles.

Certains travailleurs ont l'humilité de savoir qu'ils ne peuvent pas aider tout le monde. Ils savent que même un client furieux est oublié après avoir tout donné au travail. Ils se consacrent à améliorer la qualité de leurs rencontres avec leurs clients. Quelque chose qui affecterait sérieusement la santé mentale d'un travailleur pourrait ne pas affecter l'esprit d'un autre.

Si vous constatez que le fait de traiter avec des clients en colère ou difficiles provoque un stress et une anxiété excessifs, il peut être avantageux de vous renseigner sur les options de formation auprès de votre entreprise. La confiance dans la gestion des incidents futurs peut être acquise par la préparation et la familiarité avec les ressources et procédures existantes.

ROTATION AU TRAVAIL

Des recherches approfondies ont été menées sur les risques pour la santé associés au travail de nuit et posté. Il est maintenant largement admis que le fait de travailler tard peut mener à tout, d'un risque accru de cancer à un système immunitaire affaibli et même à une mort prématurée. Des recherches récentes se sont concentrées sur les implications pour la santé mentale des quarts de travail et ont constaté qu'elles peuvent être aussi préjudiciables que les effets physiques.

L'augmentation du stress et du mécontentement résulte de la perturbation des rythmes circadiens des travailleurs postés. Une recherche menée auprès d'infirmières au Royaume-Uni a révélé que le travail posté était associé à des niveaux inférieurs de satisfaction au travail. Les infirmières de nuit souffraient d'une plus grande détresse physiologique et émotionnelle, entraînant une diminution de la satisfaction au travail.

Des effets négatifs sur la santé mentale ont été liés au travail posté, et le stress de manquer des obligations familiales et des engagements sociaux peut aggraver les effets négatifs du travail à des heures irrégulières.

Si votre horaire de quart vous cause du stress, discutez du problème avec votre superviseur et voyez si vous pouvez réduire vos quarts de nuit ou chercher un autre type de travail qui ne nécessite pas autant de travail par quarts.

Les retours au travail suite à des blessures psychologiques sont généralement plus longs que ceux qui suivent des blessures physiques. Le traitement efficace des problèmes de santé mentale nécessite une intervention précoce. Les possibilités de carrière alternatives et la résolution des conflits sont deux façons de réduire la probabilité d'un préjudice mental à long terme.

COMMENT RÉCUPÉRER DE BLESSURES ÉMOTIONNELLES

Si vous avez subi des cicatrices émotionnelles, vous êtes-vous déjà demandé si vous pourriez ou non vous rétablir complètement ? Est-il possible de se remettre de blessures émotionnelles graves telles qu'un traumatisme, l'exclusion sociale, le désespoir ou un cœur brisé.

Peut-être que vous souffrez depuis un certain temps et que cela ne s'en va pas.

Peut-être vous sentez-vous impuissant, comme si vous aviez épuisé toutes les options possibles.

Ou peut-être pensez-vous qu'il est trop tard ou que vous êtes trop vieux pour faire un changement.

Lorsque vous vous sentez déprimé, il est difficile d'imaginer comment vous pourrez un jour vous relever et recommencer. Il n'y a rien de mal à se demander si vous pouvez ou non faire l'expérience d'une guérison émotionnelle.

IL EST POSSIBLE DE RÉCUPÉRER D'UN TRAUMATISME ÉMOTIONNEL

Si vous vous sentez émotionnellement brisé, sachez que la guérison est possible. En tant que thérapeute, j'ai été témoin d'innombrables retours miraculeux, avec des patients qui ont retrouvé la santé , le bonheur et un sens plus profond d'eux-mêmes d'une manière qu'ils n'auraient jamais cru possible.

Certes, tout le monde ne peut pas retrouver son équilibre mental. Pour certains, l'angoisse ne finit jamais et ils continuent à s'engager dans des schémas de pensée, de sentiment et d'action destructeurs.

Après avoir travaillé comme thérapeute et travailleur social pendant plus de deux décennies, j'ai observé plusieurs modèles parmi ceux qui sont capables de surmonter leur traumatisme émotionnel et leur douleur. Je prie pour que ces réflexions et suggestions puissent également vous aider à vous rétablir.

CONSEILS POUR RÉPARER LES CŒURS BRISÉS

Essayez d'accomplir quelque chose en petits morceaux gérables. Faire trop de réglages à la fois peut causer des problèmes. Fixer des objectifs irréalisables peut entraîner des sentiments de frustration et de déception. Et les changements brusques ne sont généralement pas maintenables. Faire des micro-changements ou de petites améliorations contrôlables et progressives peut vous donner la confiance, l'optimisme et le soutien dont vous avez besoin pour vous améliorer. Vous trouverez ici de plus amples informations concernant l'introduction d'ajustements mineurs.

Vous n'avez pas besoin d'une récupération complète pour vous sentir mieux ; même un partiel aiderait. C'est une idée fausse courante que pour améliorer la qualité de votre vie, vous devez guérir tous les aspects de votre santé émotionnelle . Cette notion, encore une fois, peut être déprimante et intimidante. D'abord et avant tout, ce n'est pas vrai. La guérison, même légère, améliorera la qualité de votre vie. Petit à petit, vous vous sentirez mieux en termes de disposition générale, de résilience face aux échecs, d'interactions interpersonnelles, d'estime de soi et de capacité à accomplir vos tâches quotidiennes.

TENTATIVE D'ACCOMPLIR QUELQUE CHOSE EN PETITS MORCEAUX GÉRABLES

Faire trop de réglages à la fois peut causer des problèmes. Fixer des objectifs irréalisables peut entraîner des sentiments de frustration et de déception. Et les changements brusques ne sont généralement pas maintenables. Faire des micro-changements ou de petites améliorations contrôlables et progressives peut vous donner la confiance, l'optimisme et le soutien dont vous avez besoin pour vous améliorer. Vous trouverez ici de plus amples informations concernant l'introduction d'ajustements mineurs.

LE PROCESSUS DE GUÉRISON N'EST PAS BINAIRE

Un peu de guérison est susceptible de faire une grande différence dans votre vie. C'est une idée fausse courante que pour améliorer la qualité de votre vie, vous devez guérir tous les aspects de votre santé émotionnelle . Cette notion, encore une fois, peut être déprimante et intimidante. D'abord et avant tout, ce n'est pas vrai. La guérison, même légère, améliorera la qualité de votre vie. Petit à petit, vous vous sentirez mieux en termes de disposition générale, de résilience face aux échecs, d'interactions interpersonnelles, d'estime de soi et de capacité à accomplir vos tâches quotidiennes.

AVOIR DE LA PERSISTANCE ET DE LA PATIENCE

Beaucoup d'efforts sont consacrés à la guérison. Soyez patient et donnez-vous le temps d'absorber de nouvelles informations et de développer vos capacités. Et nous devons essayer de nouvelles choses, nous pousser dans d'autres directions et continuer même lorsque les choses deviennent difficiles.

AVOIR UNE PERSPECTIVE RAISONNABLE

En ce qui concerne les attentes, je suis convaincu que plus réaliste, c'est mieux. Les émotions négatives que nous ressentons, généralement dirigées contre nous-mêmes, nous empêchent de poursuivre notre guérison lorsque nous ne le faisons pas. Prédire que les choses évolueront toujours dans une direction positive est l'un des exemples les plus typiques de vœux pieux que je rencontre. Personne ne continue à être en meilleure santé et plus fort indéfiniment. Deux pas en avant et un pas en arrière sont plus typiques du progrès qu'un avancement régulier. En toute franchise, vous ne devriez pas être choqué si le progrès consiste en deux pas en arrière pour chacun en avant. Ce n'est pas un revers, mais plutôt un fait. Même si les progrès sont plus lents et plus détournés que vous ne le souhaiteriez, cela se produira si vous gardez le cap sur le prix et faites preuve de patience, de ténacité et d'auto-compassion en cours de route.

Considérez les échecs comme des étapes naturelles en cours de route et comme des leçons à tirer. Vivre un revers est non seulement inévitable, mais aussi crucial. Notre compréhension de ce qui ne fonctionne pas peut souvent être plus éclairante que celle de ce qui fonctionne. La meilleure façon d'aller de l'avant et vers une plus grande guérison et un plus grand amour-propre est d'embrasser la nature inévitable des revers et des rechutes et de vous mettre au défi d'être curieux de savoir ce que vous pouvez en apprendre.

Faites des soins personnels et de la bienveillance envers vous-même une priorité absolue. Une barre haute nécessite un fort investissement en soi. Il faut beaucoup d'efforts, de temps et même d'argent pour se concentrer sur la guérison émotionnelle. Si vous voulez continuer, il est important d'être à l'écoute de vos émotions et des sensations de votre corps (muscles tendus, maux de tête, fatigue, etc.) pour savoir ce dont il a besoin. Investissez pour prendre soin de vous et assurez-vous d'être entendu.

ACCEPTER L'ASSISTANCE QUAND ELLE EST OFFERTE

L'isolement est contre-productif pour le processus de guérison. Il faut du courage pour demander de l'aide, surtout si vous avez déjà été trahi. Cependant, les avantages de demander de l'aide sont nombreux, notamment le soutien émotionnel, la direction et la capacité à surmonter la honte. L' aide se présente sous toutes les formes et dans toutes les tailles, j'espère donc que vous la considérerez comme une extension des soins personnels et que vous chercherez l'aide qui vous convient le mieux.

OBTENEZ UN ENDROIT OÙ VOUS POUVEZ VOUS SENTIR EN SÉCURITÉ ÉMOTIONNELLE

Les blessures émotionnelles sont extrêmement difficiles à guérir si l'on ne se sent pas d'abord protégé physiquement et émotionnellement. Lorsque le système nerveux a été traumatisé ou profondément blessé, il s'adapte pour rester hypervigilant face aux menaces. L'objectif primordial du système nerveux est la sécurité. Cependant, nous recherchons parfois des indicateurs de danger si intensément que nous manquons des indices de sécurité ; lorsque cela se produit, nous restons dans un état d'alerte élevé ou de combat ou de fuite, ce qui rend difficile la connexion avec les autres, la confiance, la détente, la vulnérabilité et le rétablissement de notre équilibre et de notre bien-être. Vous pouvez commencer à reconnaître les situations dans lesquelles vous vous sentez en sécurité, ainsi que celles dans lesquelles vous ne vous sentez pas en sécurité.

Il n'y a personne qui soit à l'abri de la douleur émotionnelle ou qui ne la ressente pas à un moment donné de sa vie. Certains d'entre eux, nous sommes en mesure de fermer sans aucun problème, tandis que d'autres semblent être fermés, pour ne rouvrir qu'aux moments les plus inopportuns.

Parfois, la vie nous lance une balle courbe, et nous devons y faire face de la meilleure façon possible. L'anxiété et d'autres mauvais sentiments s'accumulent à l'intérieur de nous à la suite de ces circonstances. Notre capacité à contrôler ces sentiments n'est pas toujours à notre disposition. Pour cette raison, nous avons élaboré ce manuel pour vous aider à traverser les moments difficiles de votre vie.

Comprendre la nature des blessures émotionnelles et leurs causes est une condition préalable à l'apprentissage d'options de traitement efficaces.

Les blessures physiques guérissent plus rapidement que les blessures émotionnelles, mais les deux peuvent être causées par des événements traumatisants. Ces événements nous laissent dévastés, enragés ou même terrifiés. Une blessure émotionnelle personnelle peut être causée par tout ce qui nous fait souffrir.

Une fois que nous aurons vécu cela, nous en garderons des souvenirs vivaces pour les années à venir. Ainsi, il est crucial que nous découvrions des méthodes pour aider à la gestion des sentiments qu'elle suscite, comme la frustration. Le chemin du succès est pavé d'amour et d'appréciation mutuelle.

Il suffit de repenser à un moment où ils se sont sentis blessés ou lésés pour identifier une blessure émotionnelle. La réalité est que les sentiments blessés peuvent prendre plusieurs formes.

Chapitre 9

SENTIMENTS DE CULPABILITÉ ET LEUR MALADIE

Bien que la culpabilité soit une expérience mentale, elle peut se manifester physiquement sous forme de tension et d'inconfort. Les sentiments d'anxiété et d'inconfort sont interprétés à tort comme de la culpabilité en raison de la préoccupation pour les transgressions passées. En associant ces idées à l'inconfort, vous ressentez la douleur plus intensément.

ACCUSATIONS DE CULPABILITÉ NATURELLE

La culpabilité est une émotion naturelle à ressentir si vous avez fait quelque chose de mal et que vous en êtes désolé. La culpabilité adaptative est celle qui vous pousse à faire quelque chose ou à apporter un changement positif à votre comportement, car vous savez que cela vous aidera à long terme. Par exemple, vous pourriez apaiser votre conscience en réparant un acte répréhensible ou en modifiant votre comportement. Cependant, si vous ne gérez pas les conséquences de vos actions de manière saine, vous pourriez être en proie à des sentiments de culpabilité qui vous empêchent de poursuivre votre vie.

REMORDS INAPPROPRIÉS

Malheureusement, il y a des occasions où l'on se sent responsable de quelque chose qui était hors de son contrôle. Pour donner un exemple, des individus peuvent avoir des regrets sur le fait qu'ils n'ont rien fait pour arrêter une tragédie qu'ils n'auraient pas pu prévoir. Ils ressentent des remords, de l'humiliation et de la culpabilité malgré le fait qu'ils n'auraient vraiment rien pu faire.

Culpabilité consciente

Les pensées mauvaises ou inappropriées sont une expérience humaine normale, mais la culpabilité qui les accompagne ne l'est pas. Ils peuvent craindre que le fait d'avoir des idées « mauvaises » signifie qu'ils agiront réellement en conséquence ou que leur secret sera révélé à d'autres.

CULPABILITÉ D'ÊTRE JUSTE LÀ :

La culpabilité de ce type peut être alambiquée et se concentre généralement sur des problèmes tels que des actes répréhensibles ou le fait de ne pas vivre conformément à ses valeurs. Par exemple, la culpabilité de survie est une forme de culpabilité existentielle. Il n'est pas rare que les gens se sentent coupables lorsqu'ils réussissent, mais que quelqu'un qui leur est cher se débat. Cela peut survenir si vous êtes le seul survivant d'un événement horrible qui fait des ravages dans la vie des autres, ou si vous êtes la cause de la tragédie de quelqu'un d'autre alors que vous vous en sortez indemne.

SURMONTER LES SENTIMENTS DE REMORDS ET AVANCER

Pendant de nombreuses années, Heather n'avait pas parlé à un ami d'enfance à cause d'une querelle qu'ils refusaient tous les deux d'abandonner par fierté amère. Heather a réalisé qu'ils devaient faire la paix avant que son copain atteint de cancer ne décède. Elle m'a informé qu'elle voulait m'appeler, mais qu'il y avait un coin dur de son âme qui l'en empêchait. Après des mois de procrastination, elle a finalement décidé de téléphoner à son amie, pour découvrir que son amie était tombée dans le coma et était incapable de communiquer. Heather sentit une nouvelle vague de remords l'envahir. 'Comment ai-je pu laisser mon ami mourir sans lui dire au revoir ?' interrogea-t-elle. J'ai tout essayé, mais je ne peux tout simplement pas laisser tomber. Ma culpabilité est trop grande.

Comme Heather, je suis sûr que beaucoup d'entre nous sont restés assis pendant des heures à ressasser un douloureux souvenir d'actes répréhensibles. Se sentir mal dans sa peau parce qu'on a fait quelque chose qui va à l'encontre de ses principes (culpabilité) est une expérience fondamentalement humaine. La culpabilité est une émotion humaine normale. Cependant, il y a certains d'entre nous qui éprouvent plus de culpabilité que d'autres, et ce n'est pas toujours parce que nous avons fait plus de mal. Pour cette raison, il est essentiel de découvrir la source de votre honte et la nature spécifique de votre culpabilité. Le fardeau de la culpabilité est grand. Vous ne devriez pas être accablé par des sentiments de culpabilité. Identifier la cause profonde de vos émotions de culpabilité vous aidera à déterminer le meilleur plan d'action pour les éradiquer, qu'il s'agisse de faire amende honorable, de traiter la situation ou simplement de passer à autre chose.

GÉRER LES REMORDS INNÉS

Disons que vous avez une culpabilité pressante et concrète, comme avoir bosselé la voiture prêtée de votre ami ou menti à votre partenaire sur l'endroit où vous étiez la nuit dernière. Vous ne pouvez vraiment pas vous empêcher de vous sentir mal à ce sujet; c'est dans votre nature. Un symptôme de culpabilité naturelle est l'accent mis sur l'ici et maintenant, ce qui le rend facile à identifier. La culpabilité qui surgit naturellement est atrocement pénible, en particulier lorsqu'un préjudice important en a résulté. Cependant, la culpabilité locale est réparable, même si l'acte en question était particulièrement odieux. Le repentir est possible. Vous pouvez demander pardon, faire restitution et vous engager à changer vos habitudes. La culpabilité devrait s'estomper si les dégâts sont réparés, mais si ce n'est pas le cas, lisez.

La culpabilité semble être câblée dans le système nerveux en raison du but utile qu'elle fournit. Il agit comme un signal d'avertissement, vous alertant du fait que vous agissez de manière contraire à l'éthique afin que vous puissiez corriger votre trajectoire. Si vous heurtez accidentellement une voiture garée, vous pourriez vous sentir obligé d'appeler votre mère ou de laisser vos coordonnées. Certains spécialistes des sciences sociales affirment que la honte naturelle est l'un des moteurs du développement des filets de sécurité sociale et des mouvements pour la justice sociale, et qu'elle découle de notre capacité innée d'empathie. Une relation malsaine avec la culpabilité entraîne **une auto-condamnation excessive**. Au lieu de cela, vous les laissez servir d'indices pour une correction de trajectoire.

Téléphoner à votre ami malade vous aide à surmonter le sentiment de culpabilité de ne pas avoir appelé plus tôt. Lorsque vous vous sentez coupable de trop dépenser, vous apprenez à vous retenir. Si vous vous sentez coupable parce que vous avez participé à un tort plus important, comme l'injustice raciale ou la persécution d'un groupe par un autre, vous pouvez essayer d'effectuer un changement social positif. Et si la source de votre culpabilité est quelque chose que vous ne pouvez pas changer, comme la culpabilité d'une mère qui travaille parce qu'elle a manqué l'heure de ramassage, vous vous concentrez sur l'apprentissage de

PARDONNEZ-VOUS

Mais il y a un côté sombre à la culpabilité naturelle. Il devient un outil primaire de contrôle parental et social assez fréquemment. Ceci est brillamment illustré par une blague ancienne. Environ combien de mères juives faut-il pour visser une ampoule ? Pas un seul: "Je vais simplement m'asseoir ici dans le noir et ne pas m'en soucier." Cependant, les femmes de toutes origines (juives et autres) ne sont pas les seules à utiliser la culpabilité pour contrôler leurs enfants. Les partenaires et les conjoints sont inclus. Il en va de même pour les communautés spirituelles et les communautés de pratique, y compris les communautés de yoga. Avez-vous déjà été surpris en train de manger du saumon et culpabilisé par un ami végétalien ? En réalité, la honte naturelle peut rapidement devenir toxique si elle est punie trop sévèrement ou utilisée comme arme de contrôle. La culpabilité toxique, le sentiment omniprésent d'avoir « tort » ou d'être imparfait d'une manière fondamentale, est ce que nous ressentons lorsque cela se produit, et c'est une condition de misère constante et légère.

AFFRONTER LE REGRET EMPOISONNE

La culpabilité naturelle, si on la laisse s'asseoir et grandir, peut devenir toxique. Cela se manifeste par un sentiment accablant que quelque chose ne va pas dans votre vie en général, mais vous ne pouvez pas mettre le doigt sur ce que c'est. Cette forme de culpabilité flottante est la plus difficile à surmonter car elle découle d'habitudes subconscientes profondément enracinées appelées samskaras. Si vous ne savez pas ce que vous avez fait de mal ou si vous pensez que votre méfait est irrécupérable, comment pouvez-vous vous racheter ou demander pardon.

Ce type de culpabilité semble être un sous-produit inattendu de la tradition judéo-chrétienne, un reliquat de l'enseignement du péché originel. Même s'ils ont beaucoup à dire sur le péché, le karma et la manière d'éviter ou de purifier les transgressions, les anciens livres de yoga comme la Bhagavad Gita et le Yoga Sutra n'acceptent pas la culpabilité générique. Mais les enseignements yogiques peuvent toujours être utiles, même si la honte toxique n'est généralement pas incluse dans les listes typiques d'obstacles yogiques. Nous devons faire face à la honte toxique non seulement pour atténuer la souffrance qu'elle cause, mais aussi parce qu'elle s'attache à chaque infraction, aussi petite soit-elle, et nous amène à avoir des pensées et des sentiments irrationnellement horribles à notre sujet.

Il y a deux façons courantes dont les gens souffrent de culpabilité empoisonnée. Pour commencer, cela peut déjà être une partie enracinée de votre personnage, une sensation miasmique qui fait parfois surface et vous fait vous sentir déprimé ou inadéquat. Deuxièmement, cela peut être déclenché par un facteur externe, comme vos propres erreurs ou les soupçons des autres. Il ne faut pas grand-chose pour déclencher votre charge de culpabilité toxique, qu'il s'agisse d'un petit faux pas au travail, d'une querelle avec votre partenaire ou d'un appel téléphonique de votre mère. Au pire, cela peut donner l'impression aux gens qu'ils doivent constamment surveiller chacun de leurs mouvements de peur de révéler leur propre méchanceté inhérente. Par conséquent, il est crucial d'apprendre à identifier la honte toxique afin qu'elle ne puisse plus servir de motivation interne.

Les racines de la culpabilité toxique se trouvent souvent dans l'enfance : une culpabilité qui n'a aucune base rationnelle peut être le résultat, par exemple, d'une erreur dont vos parents ou votre école ont fait grand cas, ou d'une éducation religieuse, en particulier celle qui prêche l'originalité . péché. Certains adeptes de la notion de réincarnation (la croyance que nos circonstances actuelles sont influencées par des schémas créés dans des vies antérieures) considèrent la culpabilité toxique comme le résidu karmique d'actions de vies antérieures. La roue des armes tranchantes est un classique du yoga tibétain qui identifie les péchés qui ont conduit aux problèmes modernes et suggère des pratiques pour y faire face. On dit que certaines activités yogiques puristes, telles que la répétition quotidienne de mantras, le karma yoga (service désintéressé) et les offrandes, atténuent la culpabilité.

Mais il ne fait aucun doute que des blessures spécifiques et non résolues que vous avez causées dans cette vie peuvent également conduire à un tas de culpabilité toxique. Accumuler une quantité considérable de culpabilité fluide est possible lorsque vous avez accumulé quelques terribles moments d'auto-trahison, trompé un amant ou deux, ou même lorsque vous manquez d'appeler vos parents ou de faire suffisamment d'exercice régulièrement. De plus, un yogi sur le chemin de l'illumination développe généralement une boussole morale très exigeante. Plus vous essayez de vivre selon les principes moraux de votre chemin spirituel, moins vous êtes susceptible de vous donner un laissez-passer pour des actions offensantes ou destructrices. Cependant, vous ne vous êtes peut-être pas complètement libéré de vos habitudes désinvoltes et inconscientes. Vous faites des choses qui ne sont pas bonnes pour vous ou pour les gens autour de vous, même si vous savez mieux, et vous vous en sentez mal par la suite. Si vous êtes prêt à aller plus loin, cependant, vous découvrirez souvent que votre honte empoisonnée n'a aucun rapport significatif avec vos actions. C'est précisément pourquoi il est si toxique. Pour quelqu'un qui a des sentiments chroniques de culpabilité, la perspective de faire face aux conséquences d'une transgression particulière ici et maintenant peut être terrifiante.

AFFRONTER LA CULPABILITÉ ULTIME

Il est également possible que votre culpabilité découle de préoccupations politiques ou sociétales. C'est le sentiment qui vous envahit lorsque vous voyez des animaux en cage, lisez des informations sur la misère au Zimbabwe ou réalisez les avantages extrêmes que vous avez dans la vie. La honte existentielle, c'est comme ça que je l'appelle. Il existe une base légitime et compréhensible pour les sentiments de culpabilité existentielle. Pourquoi? Parce qu'il n'y a littéralement aucun moyen de vivre sur Terre sans affecter négativement quelqu'un d'autre d'une manière ou d'une autre, que ce soit les hiboux dont les maisons ont été détruites lorsque des arbres ont été abattus pour faire place à un parc de bureaux, les plantes que vous écrasez lors d'une randonnée ou les fait que votre enfant s'est vu attribuer une place dans une excellente école publique alors que de nombreux enfants de vos amis se sont vu refuser l'admission. Souvent, même lorsque nous essayons de nous débrouiller avec le strict minimum, notre consommation de ressources limite leur disponibilité aux personnes qui pourraient vraiment en avoir besoin.

Quand j'étais à l'école, j'ai entendu parler d'une femme riche et incroyablement attirante qui avait confié à l'un de mes professeurs qu'elle luttait contre des sentiments accablants de culpabilité et de mélancolie. La question "Qu'as-tu fait de ta vie ?" est revenu de mon instructeur. Mettre un bagel sur un arbre et le laisser là ? L'aspect koan captivant du commentaire de mon professeur m'est resté pendant des années, mais c'est la sagesse sous-jacente qui m'a vraiment marqué. Le complexe de culpabilité de cette femme comprenait des éléments de culpabilité existentielle, et la seule façon d'atténuer la culpabilité existentielle est d'apporter une contribution inconditionnelle à la vie. Nous, lectrices de magazines, comme cette femme, bénéficions d'un environnement privilégié, avec accès à des commodités inaccessibles à quatre-vingt-quinze pour cent de la population mondiale. Un sentiment de culpabilité existentielle est compréhensible et courant. Les sages védiques, dont les enseignements constituent la base de toutes les pratiques yogiques, ont souligné l'importance de respecter ses ancêtres, la planète, ses instructeurs, sa puissance supérieure et son prochain. La culpabilité existentielle s'installe lorsque nous ne respectons pas ces obligations.

Beaucoup d'entre nous n'ont pas appris les gestes fondamentaux qui révèrent le réseau de la vie, et c'est un symptôme de l'individualisme extrême de la société libérale moderne, des familles fracturées et de l'approche consumériste de la spiritualité. Pour être clair, je ne parle pas seulement d'actions respectueuses de l'environnement, mais aussi d'actes de gentillesse, comme organiser des dîners, nourrir les sans-abri, les animaux errants et les esprits locaux, faire du bénévolat, faire des dons et prendre soin des personnes âgées.

Pour aggraver les choses, nous nous sentons souvent responsables de la souffrance des autres lorsque notre culpabilité empoisonnée se mêle à notre culpabilité existentielle. Un bon exemple est mon amie Ellen. La mère d'Ellen était assez en colère et passait souvent ses frustrations sur la sœur d'Ellen. Ellen avait beaucoup de compassion pour sa sœur mais se sentait impuissante pour empêcher leur mère de faire d'elle le bouc émissaire. Son incapacité à faire quoi que ce soit face à la situation la faisait se sentir responsable de la souffrance de tous les autres, une forme de culpabilité de la survivante. L'incapacité d'Ellen à sauver tout le monde et à les amener à ses normes de moralité l'a amenée à permettre à des amis déprimés, à financer des escrocs spirituels et à lui briser le cœur.

La première étape pour Ellen d'apprendre à faire la distinction entre une véritable compassion et un sacrifice de soi inutile a été d'examiner sa culpabilité lorsqu'elle est apparue et de déterminer si son chagrin de ne pas avoir réglé la situation était le résultat de sa situation actuelle ou un résidu toxique de son passé. Une fois qu'elle a fait cela, l'aide qu'elle a apportée aux autres n'a plus été entachée de culpabilité. Naturellement, il est également devenu considérablement plus efficace. Parfois, comme Ellen, nous ne pouvons pas tout à fait mettre le doigt sur le type de honte que nous éprouvons. Reconnaître une émotion pénible comme culpabilité et déterminer sa forme spécifique la rend beaucoup plus gérable. Lorsque nous nous sentons coupables, c'est parce que nous n'avons pas respecté nos propres normes, et c'est le genre de chose qui appelle des excuses et une restitution. Oubliez vos autres péchés.

LIBÉREZ VOTRE CULPABILITÉ

Et c'est là que se trouve l'une des plus grandes bénédictions de la philosophie du yoga. Pour plus d'informations sur la façon de gérer la culpabilité dans un contexte de yoga, consultez le Guide du yogi sur le pardon de soi. La tradition yogique peut nous aider à nous sentir mieux dans notre peau en nous apprenant à reconnaître notre bonté inhérente. Particulièrement dans les traditions tantriques, il existe une façon de voir le monde dans lequel l'essence même de toute existence est sacrée. La façon dont vous ressentez votre honte changera radicalement si vous commencez à suivre un enseignement spirituel qui, plutôt que de dire que les humains sont intrinsèquement défectueux, vous apprend à regarder au-delà de vos défauts et vous permet de reconnaître votre perfection plus profonde.

À mon avis, la distinction entre ces deux perspectives sur qui nous sommes est mieux illustrée par un conte que mon professeur avait l'habitude de raconter. Deux monastères se dressaient auparavant, chacun à proximité d'une métropole importante. Les moines d'une institution ont enseigné à leurs étudiants que tous les humains sont corrompus et que la stricte maîtrise de soi et la pénitence étaient les seuls moyens de surmonter leur nature perverse. Les enfants de l'autre monastère ont appris à avoir confiance en eux-mêmes et en leur propre vertu innée. Chacun de ces monastères a fait partir un jeune homme pendant un certain temps parce qu'il avait besoin d'une pause dans la vie monastique. Ils se sont tous échappés par différentes fenêtres dans les dortoirs, ont fait des promenades en ville, ont assisté à des fêtes et ont fini par passer la nuit avec des prostituées. Lorsqu'il s'est réveillé le lendemain matin, le jeune du monastère des « pécheurs » était ravagé par une profonde culpabilité. Il se dit : « Je me suis désespérément écarté du chemin. Le voyage de retour serait infructueux. Il a abandonné la vie monastique et a rejoint un gang local à la place.

Le deuxième garçon a également souffert d'une gueule de bois au réveil. D'autre part, il a traité la question d'une manière tout à fait différente. C'était moins satisfaisant qu'il ne l'avait espéré. Probablement pas; ce n'est pas quelque chose que je prévois de répéter de si tôt. Après cela, il est retourné à son monastère, s'est faufilé par une fenêtre et a été réprimandé. Quand j'étais à l'école, je me souviens que mon professeur disait qu'il suffisait d'une petite erreur pour déclencher une spirale descendante de comportements pécheurs. Savoir qu'au fond nous sommes divins, que nous sommes tous des bouddhas, comme l'enseignent les sages du yoga, il est beaucoup plus facile de nous pardonner nos erreurs et nos défauts. Il est également moins difficile de modifier nos habitudes. Par conséquent, le vrai remède à nos émotions gênantes de culpabilité est de reconnaître à plusieurs reprises la lumière de l'amour de Dieu qui illumine notre cœur.

COMMENT PUIS-JE GUÉRIR LA BLESSURE ÉMOTIONNELLE CAUSÉE PAR MA PROPRE CULPABILITÉ

Découvrez l'original !

La première étape dans le traitement de la culpabilité consiste à comprendre ce qui la cause.

Il est naturel d'éprouver des remords lorsque vous vous rendez compte que vous avez fait quelque chose de mal, mais il est également possible de vous sentir mal à propos de quelque chose que vous n'avez pas fait. Si vous faites une erreur, admettez-la, même si ce n'est que pour vous-même. Mais il est tout aussi crucial de reconnaître quand vous vous blâmez indûment pour des circonstances indépendantes de votre volonté.

La culpabilité est une émotion humaine courante, mais elle est souvent ressentie pour des raisons irrationnelles. Vous pourriez avoir des regrets d'avoir mis fin à une relation avec quelqu'un qui tient toujours à vous ou d'avoir réussi professionnellement pendant que votre meilleur ami lutte pour obtenir un emploi rémunéré.

Les sentiments de culpabilité peuvent également découler d'une perception de ne pas répondre aux attentes personnelles ou sociétales. Naturellement, cette honte ne tient pas compte du travail que vous avez fourni pour surmonter les obstacles qui vous ont empêché d'atteindre vos objectifs.

SEULEMENT QUELQUES-UNS DES COUPABLES LES PLUS IMPORTANTS DANS LE DÉCLENCHEMENT DES SENTIMENTS DE CULPABILITÉ SONT

capacité à supporter un stress extrême ou un danger conflit interne entre vos principes et vos actions problèmes de santé, mentaux ou physiques toute sorte de pensée ou de désir que vous vous sentez coupable de faire passer vos propres besoins en premier quand on pense qu'on devrait se concentrer sur l'aide aux autres Qui d'autre vous fait vous sentir mal tout le temps ? Ici vous pouvez trouver des conseils sur la façon de gérer un voyage de culpabilité.

VOUS DEVEZ DIRE QUE VOUS ÊTES DÉSOLÉ ET ESSAYEZ DE FAIRE LES CHOSES

Faire amende honorable pour un acte répréhensible commence souvent par des excuses. Lorsque vous vous excusez, vous montrez à la personne que vous avez blessée que vous vous sentez mal à cause de ce que vous avez fait et que vous voulez vous assurer que cela ne se reproduise plus.

Étant donné que les excuses ne restaurent pas toujours la confiance brisée, il se peut que vous ne receviez pas le pardon tout de suite.

S'excuser du fond du cœur aide toujours à la

guérison, car cela vous permet d'évacuer vos émotions et de faire face aux conséquences de vos actes.

Si vous souhaitez faire amende honorable avec quelqu'un, vous devriez .

l'importance de votre part

Exposer des regrets

N'inventez pas de raisons.

demander humblement pardon

S'EXCULER, C'EST PROMETTRE DE FAIRE MIEUX À L'AVENIR

Vous pourriez regretter de ne pas avoir été là pour vos amis et votre famille quand ils avaient besoin de vous ou de ne pas les avoir consultés assez souvent. Une façon de montrer que vous êtes prêt à faire amende honorable après avoir présenté des excuses est de demander : « Que puis-je faire pour vous aider ? » ou "Comment puis-je être là pour vous?"

Il est possible que vous ne soyez pas toujours en

mesure de vous excuser directement. Essayez d'écrire une lettre si vous ne parvenez pas à contacter la personne que vous avez offensée. Même s'ils ne lisent jamais votre lettre d'excuses, le simple fait de la publier sur papier peut aider.

Peut-être devriez-vous aussi vous excuser . Gardez à l'esprit que personne n'est parfait, il n'est donc pas nécessaire de vous en vouloir pour une erreur honnête.

Faites l'expiation en promettant d'être plus gentil avec vous-même plutôt que plus dur.

TIREZ DES LEÇONS DE L'HISTOIRE

Vous ne pouvez pas tout réparer, et parfois une erreur peut vous coûter un ami cher ou une précieuse connexion. Il est très rare de se sentir piégé par le poids de la culpabilité et du chagrin face à une perte.

Vous devez accepter ce qui s'est passé dans le passé avant de pouvoir aller de l'avant. Se souvenir du passé et s'y attarder ne changera rien.

Les événements ne peuvent pas être modifiés en imaginant des résultats alternatifs, mais les leçons apprises peuvent être prises en compte dans n'importe quelle situation.

Qu'est-ce qui a causé la gaffe? Essayez d'aller au fond de ce qui vous a déclenché et quelles émotions peuvent vous avoir poussé au-delà de la ligne.

Avec le recul, que changeriez-vous ? Pouvez-vous réfléchir à ce que votre comportement a révélé sur qui vous êtes ? Mettent-ils en évidence des habitudes particulières qui pourraient être améliorées .

MONTRER DE LA GRATITUDE

La culpabilité de demander de l'aide est répandue lorsque les gens sont aux prises avec des difficultés, de l'angoisse mentale ou des problèmes de santé. Gardez à l'esprit que la raison pour laquelle les gens se connectent avec les autres est de créer un réseau d'alliés aidants.

Il suffit de retourner le script et d'imaginer le

résultat. Il est naturel de vouloir être là pour votre famille et vos amis lorsqu'ils sont en détresse. Vous ne voulez probablement pas qu'ils se sentent mal eux aussi.

Ne pas se sentir capable de faire quelque chose par soi-même est tout à fait normal. Personne n'a été créé pour traverser la vie par lui-même.

Au lieu de vous culpabiliser lorsque les temps sont durs, pratiquez l'appréciation en faisant ce qui suit.

exprimer sa gratitude à ses proches

transmettre votre gratitude de manière tangible n'oubliez pas de remercier ceux qui vous ont aidé en mentionnant les succès que vous avez eu en raison de leur aide.

jurant de rendre la pareille une fois qu'ils seront mieux placés pour le faire

REMPLACER L'AUTO-COMPASSION PAR UN DIALOGUE INTERNE CRITIQUE

Tout le monde fait des gaffes de temps en temps; cela ne fait pas de vous une mauvaise personne si vous le faites.

L'autocritique peut devenir très grave lorsque vous vous sentez coupable, mais vous dire à quel point vous avez fait un travail terrible ne vous aidera pas. Le bilan émotionnel de l'auto-punition est généralement beaucoup plus important que celui de toute conséquence externe.

Au lieu de vous culpabiliser, réfléchissez à ce que vous diriez à un ami qui serait à votre place. Peut-être pourriez-vous souligner leurs réalisations, souligner leurs points forts et leur exprimer votre appréciation.

UNE ÉGALITÉ DE CONSIDÉRATION VOUS EST DUE

Il est difficile de généraliser à propos des gens

et des situations dans lesquelles ils se trouvent. Le blâme pour le faux pas pourrait vous incomber, à vous et aux autres, mais cela pourrait aussi incomber aux autres.

La validation de votre propre valeur peut augmenter votre confiance en vous, vous permettant de penser de manière plus rationnelle et de résister à l'influence des émotions négatives.

N'OUBLIEZ PAS QUE LES REMORDS PEUVENT SERVIR UN USAGE UTILE

Lorsque vous avez pris une décision qui va à l'encontre de vos idéaux, se sentir coupable peut être un signal d'alarme utile. Ne le laissez pas vous atteindre; faites-en plutôt bon usage.

La culpabilité peut servir de lentille utile à travers laquelle examiner et améliorer les aspects de soi avec lesquels on est mécontent.

Peut-être avez-vous du mal à dire la vérité et quelqu'un vous a surpris en train de mentir. Peut-être aimeriez- vous pouvoir passer plus de temps avec vos proches, mais d'autres engagements continuent de vous gêner.

Faire n'importe quoi pour changer ces conditions peut vous mettre sur une voie plus conforme à vos objectifs.

Ne pas tenter de rester en contact avec des amis pourrait entraîner un sentiment de culpabilité, ce qui pourrait vous motiver à le faire. Si vous et votre conjoint sentez tous les deux que le stress entrave votre relation, essayez de passer une nuit par semaine rien que pour vous deux. blesser quelqu'un d'autre est un signe d'empathie et d'absence d'intention malveillante. Si vous voulez faire une différence dans votre vie, vous pouvez essayer de comprendre comment arrêter de répéter cette erreur Il peut être utile de consulter un professionnel de la santé mentale si vous avez des antécédents d'émotions négatives en réponse à des circonstances indépendantes de votre volonté .

OFFREZ-VOUS UNE PAUSE

La capacité de se pardonner est essentielle à l'auto-compassion. Le pardon de soi est une reconnaissance que vous, comme tout autre être humain, êtes capable de faire des erreurs. Ensuite, vous pouvez continuer votre vie et ne pas laisser cette erreur vous définir. Simplement en acceptant qui vous êtes, vos défauts et tout, vous vous traitez avec soin et compassion.

Pour se pardonner, il faut faire les quatre choses suivantes

Faites ce que vous devez faire sans blâmer les autres.

Excusez-vous sans laisser votre regret ou votre culpabilité se transformer en embarras.

Acceptez la responsabilité de vos actions et faites le vœu de vous excuser.

Adoptez une attitude d'acceptation de soi et de confiance en votre propre capacité à vous améliorer.

Faites savoir à vos amis et à votre famille de confiance ce que vous ressentez.

Il est normal de se sentir mal à l'aise lorsqu'on aborde le sujet de la culpabilité personnelle. Parce qu'admettre sa culpabilité n'est jamais simple. Cela signifie que se sentir coupable peut vous éloigner de vos amis et de votre famille, ce qui peut rendre plus difficile votre rétablissement.

Vous craignez peut-être que les autres vous méprisent à cause de ce qui s'est passé, mais dans la plupart des cas, ce n'est pas le cas. En fait, vous constaterez peut-être que vos amis et votre famille vous apportent une aide inestimable.

Vos proches seront probablement sympathiques et serviables. Lorsque les gens parlent de leurs sentiments, même négatifs ou bouleversants, cela peut aider à réduire le stress.

Lorsque des amis et des parents partagent leurs histoires, cela peut vous donner l'impression que vous n'êtes pas seul. Presque tout le monde a fait quelque chose qu'il a fini par regretter par la suite. La plupart des individus ont donc ressenti les affres du remords qui accompagnent la reconnaissance d'un acte répréhensible.

Survivre à la culpabilité ou à la culpabilité d'un événement sur lequel vous n'aviez pas voix au chapitre peut être atténué à l'aide du point de vue d'un tiers objectif.

Chapitre 10

CHANGEMENT DE CŒUR ET D'ESPOIR

Enfin, nous réfléchirons à la huitième et dernière suggestion du Créateur : avoir foi en Dieu et avoir foi en l'avenir. N'y a-t-il aucune foi que Dieu interviendra? Y a-t-il une part de vérité dans l'affirmation selon laquelle ceux qui professent la religion en récoltent les bénéfices ?

Il a été démontré que la confiance en Dieu réduit les niveaux de stress, ce qui élimine la surtension nerveuse et ralentit la vitesse à laquelle les télomères se raccourcissent dans les cellules. Les télomères sont l'horloge biologique d'une cellule. Chaque division cellulaire les fait rétrécir. disparaissent, entraînant la mort des cellules et la mort de l'organe dans son ensemble. Cela explique pourquoi les croyants ont tendance à vivre 7 à 11 ans de plus que la population générale.

MONTER AVEC OPTIMISME

Étant donné que l'espoir influence tant de facettes de nos vies, il est impératif que nous trouvions comment le cultiver et le maintenir. tenez compte des conseils fournis ci-dessous, qui peuvent restaurer la foi.

Ne laissez pas l'espoir s'effacer de votre esprit. L'avenir vous inquiète ? Essayez de maintenir une attitude optimiste. Tout dépend de la façon dont vous cadrez les choses au départ. Revivez des moments heureux et réfléchissez aux séquelles positives qu'ils ont eues.

Conquérir votre esprit des idées négatives. La pensée négative du réveillon du Nouvel An (nye) regorge d'erreurs qui doivent être révélées. Aide à la fois à l'acte d'arrêter de fumer et au processus mental de le faire. Vous ne devriez pas supposer que ce n'est pas parce que quelque chose n'a pas fonctionné pour vous auparavant que cela ne fonctionnera plus à l'avenir. Nous devons identifier les causes profondes de ces revers, les réparer, puis rendre le contrôle de la situation . Autrement dit, vous ne devriez pas être esclave de votre histoire. Ne regrettez pas vos vies antérieures. Nous avons tendance à nous rappeler des expériences de souvenirs heureux et à valoriser la sagesse qui en est tirée. Si vous vous concentrez sur les bons moments de votre passé, vous pouvez envisager l'avenir sans crainte.

Changez la routine banale de votre propre vie. Une personne paralysée par le désir et la tristesse pourrait envisager de modifier certains aspects de son mode de vie. Sortez de votre zone de confort et découvrez quelque chose de nouveau, qu'il s'agisse d'un nouveau lieu, d'une nouvelle activité, d'un ami que vous n'avez pas vu depuis des années ou d'un genre de musique. Et si vous ne l'avez pas déjà fait, le moment est peut-être venu de vous plonger dans la richesse des connaissances contenues dans la Bible. Ces modifications auront un effet optimiste sur votre vision mentale de l'avenir.

ACQUÉRIR UN REGARD POSITIF SUR LA VIE L'ÉPREUVE DE L'OPTIMISME ET DE L'ESPOIR

Néanmoins lié. Il existe de nombreuses explications concurrentes pour le même événement; considérez les exemples suivants : 1) « Et si cette douleur à la tête était en fait causée par une tumeur au cerveau ? » ou : 2) "Je suis sûr que ce mal de tête va bientôt disparaître." Aucun diagnostic n'est complet sans la lecture des réflexions révisées. Chaque circonstance a à la fois de bons et de mauvais aspects qui doivent être pris en compte après avoir recueilli autant de données que possible. Néanmoins, je dois recentrer mon attention sur la bonne inquiétude et la bonne permission même, semble-t-il, sept jours sur sept.

SOYEZ ENCOURAGES CAR DIEU EST A L'ECOUTE

Dieu a frayé un chemin pour que ceux qui se sont éloignés de lui dans le passé le retrouvent. Et pas seulement l'entrée ; il y a aussi beaucoup de camaraderie! Celui dont le cœur a été renouvelé par Christ reconnaît son impuissance totale en dehors de la grâce de Dieu, comprend la profondeur et la laideur de son péché et réalise qu'il n'a rien à offrir. Grâce au sacrifice du Christ, les chrétiens espèrent que Dieu entendra leurs prières et leur accordera la paix. La vie du croyant est toujours nourrie par le flot jaillissant de la présence de Dieu. Pour cette raison, nous savons que nous ne sommes pas impuissants.

LE FAIT QUE DIEU EST MISÉRICORDIEUX VOUS DONNE DES RAISONS D'AVOIR LA FOI

Dans ce couplet, le chanteur admet sa propre nature pécheresse, ce qui est d'une grande aide pour l'auditeur. Il reconnaît la majesté de Dieu et, par conséquent, se rend compte qu'il est impuissant face à un Dieu saint à moins que Dieu ne lui trace un chemin. Pour tous les fidèles de Dieu, Dieu a. Il a montré sa grâce envers les chrétiens en dirigeant sa juste colère sur Christ au lieu de nous. À cause de ce que Christ a fait pour nous, Dieu nous considère maintenant comme justes et cela nous donne de l'espoir. Grâce à Christ, nous ne sommes plus sous la condamnation, même lorsque notre nature charnelle et notre propre conscience parlent durement contre nous.

AYEZ FOI CAR DIEU COMMUNIQUE AVEC VOUS

La Bible est un miracle parce qu'elle est la Parole vivante et active de Dieu ! Dans des circonstances difficiles, vous pouvez trouver du réconfort en sachant que Dieu ne vous a pas abandonné. Dieu vous a permis d'apprendre la vérité et d'être purifié par elle. La Parole de Dieu est l'épée du chrétien dans la bataille spirituelle qui l'attend. Ayez confiance que Dieu vous fournira ce dont vous avez besoin pour mener une vie saine et prospère en ce moment.

CROYEZ QUE DIEU REVIENDRA FINALEMENT POUR VOUS

Un gardien, littéralement "celui qui surveille", montait la garde sur une certaine zone depuis un mur fortifié dans les temps anciens. Ils étaient payés pour garder un œil sur les envahisseurs. Les croyants attendent avec impatience "l'aube", ou la seconde venue du Christ, lorsqu'il apparaîtra dans une grandeur et une splendeur extraordinaires du ciel au-dessus pour inaugurer la création d'un tout nouvel univers. Le Psaume nous exhorte à garder les yeux sur le présent, à ne pas céder au découragement et à résister à la tentation de laisser les soucis du monde détourner notre attention de ce qui compte vraiment. Être vigilant contre l'influence du péché dans le monde et dans nos propres cœurs est une partie essentielle du processus d'attente. En tant que chrétiens, notre foi est basée sur la certitude que Christ reviendra un jour dans la gloire. Cela arrivera, aussi certain et prévisible que le lever du soleil.

CROYEZ QUE DIEU TERMINERA LE BON TRAVAIL QU'IL A COMMENCÉ EN VOUS

Affronter le péché et réaliser que nous sommes des étrangers dans ce monde peut être déprimant. Cependant, les chrétiens placent leur foi en Dieu pour mener à bien leur sanctification, ou maturité spirituelle. Alors que le pécheur fait face au découragement et au désespoir, la nouvelle création a foi en la capacité du Saint-Esprit à produire du fruit et à activer de bonnes actions. Le chrétien sera honoré à la fin, et ce monde n'est pas notre dernière destination.

<u>INDICE</u>

www.ingramcontent.com/pod-product-compliance
Lightning Source LLC
Chambersburg PA
CBHW051556250726
48653CB00004BA/1191